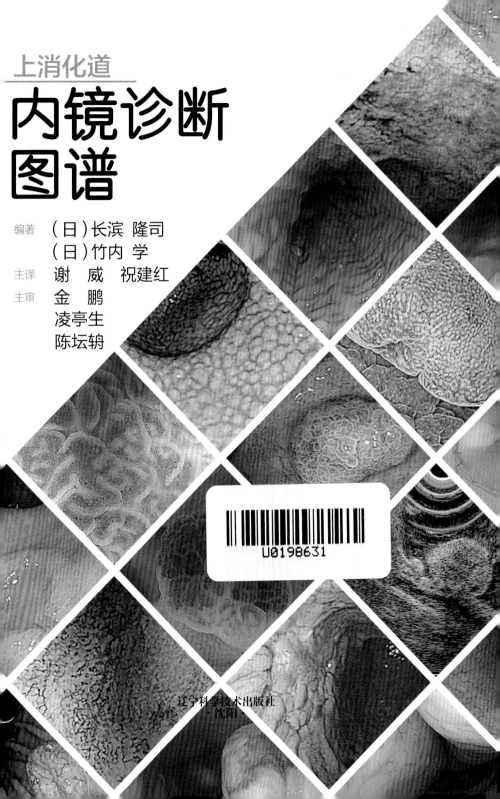

上消化道

内镜诊断图谱

编著 （日）长滨 隆司
　　 （日）竹内 学
主译 谢 威 祝建红
主审 金 鹏
　　 凌亭生
　　 陈坛辀

U0198631

辽宁科学技术出版社
· 沈阳

执笔者一览（按五十音顺序）

赤坂 理三郎	岩手医科大学内科学讲座消化内科消化道领域	小野 阳一郎	福冈大学筑紫医院消化内科
赤松 泰次	长野县立信州医疗中心内镜中心·内镜中心负责人	斧山 巧	鸟取大学消化肾脏内科
浅海 吉杰	市立砺波综合医院·外科部长	小山 恒男	佐久医疗中心·内镜内科部长
浅野 直喜	东北大学讲师·消化系统病态学领域	镰田 智有	川崎医科大学教授·健康管理学
天野 祐二	前·国际医疗福祉大学市川医院·教授	河口 刚一郎	鸟取大学讲师·消化肾脏内科
绫木 麻纪	川崎医科大学讲师·检查诊断学（内镜·超声）	川久保 博文	庆应义塾大学副教授·一般消化外科
有马 美和子	埼玉县立癌症中心·内镜科科长兼部长	金城 福则	浦添综合医院·消化病中心顾问
饭塚 敏郎	癌·感染病中心都立驹込医院·内镜科部长	国崎 玲子	横滨市立大学附属市民综合医疗中心炎症性肠病（IBD）中心担当部长
石川 智士	芦屋中央医院·消化内科部长	藏原 晃一	松山红十字医院胃肠中心·所长
石原 立	大阪国际癌症中心·副院长助理	黑木 实智雄	山形市立医院济生馆·消化内科科长
矶本 一	鸟取大学教授·消化肾脏内科	乡田 宪一	独协医科大学医院·教授/消化内镜中心负责人
乾 和郎	山下医院消化内科	乡内 贵弘	岩手医科大学内科学讲座消化内科消化道领域
井上 薪	龟田综合医院消化内科	河野 光泰	大阪市立大学消化内科
入口 阳介	东京都癌症检诊中心·副所长	小林 正明	新潟县立癌症中心新潟医院·副院长
岩男 泰	庆应义塾大学特聘教授·预防医疗中心	小林 广幸	福冈山王医院·副院长/消化中心负责人
上堂 文也	大阪国际癌症中心·消化内科副部长	佐藤 邦彦	岩手医科大学内科学讲座消化内科消化道领域
上山 浩也	顺天堂大学副教授·消化内科	岛本 有策	大阪国际癌症中心消化道内科
梅垣 英次	川崎医科大学特聘教授·消化道内科学	清水 诚治	大阪铁道医院·消化内科统括副院长
漆久保 顺	岩手医科大学内科学讲座消化内科消化道领域	清水 智树	横滨荣共济医院·消化内科副部长
海野 修平	圣隶滨松医院消化内科/仙台厚生医院消化内科	下田 将之	庆应义塾大学副教授·病理学
江崎 干宏	佐贺大学教授·内科学讲座消化内科	末广 满彦	川崎医科大学综合医疗中心·综合内科2医长
大森 正泰	冈山大学医院消化内科	铃木 悠悟	虎之门医院消化内科
小泽 俊文	综合犬山中央医院消化内科	角 直树	川崎医科大学健康管理学
小田 丈二	东京都癌症检诊中心·消化器内科部长	高雄 晓成	癌·感染病中心都立驹込医院消化内科

高桥 亚纪子	佐久医疗中心·内镜内科副部长	广田 诚一	兵库医科大学教授·医院病理部
竹内 学	长冈红十字医院·消化内科部长	福田 弘武	大阪国际癌症中心消化道内科
田边 聪	北里大学新世纪医疗开发中心	福田 芳生	鹿儿岛厚生连医院消化内科部长
田边 宽	福冈大学筑紫医院病理部	藤崎 顺子	癌研有明医院·消化内科部长
田沼 德真	札幌中央医院·消化内科副院长	冬野 雄太	九州大学大学院病态机能内科学讲座
千野 修	东海大学教授·外科学系消化外科	细川 治	横滨荣共济医院·院长
赵 荣济	京都预防医学中心·消化内科内镜部部长	前田 有纪	癌·感染病中心都立驹込医院·内镜科医长
时冈 聪	第一东和会医院·副院长	班目 明	横滨市立大学附属市民综合医疗中心炎症性肠病（IBD）中心
鸟谷 洋右	岩手医科大学特聘讲师·内科学讲座消化内科消化道领域	松浦 伦子	庆应义塾大学医院·肿瘤中心微创疗法研究开发部门
外山 雄三	千叶德洲会医院消化内科	松本 纮平	顺天堂大学副教授·消化内科
中铺 卓	长崎大学大学院消化系统病态制御学	松本 主之	岩手医科大学教授·内科学讲座消化内科消化道领域
永田 信二	广岛市立安佐市民医院·副院长/消化内科主任部长	真部 纪明	川崎医科大学教授·检查诊断学（内镜·超声）
长沼 诚	关西医科大学教授·第三内科	丸山 保彦	藤枝市立综合医院·副院长·消化内科
中村 昌太郎	岩手医科大学教授·内科学讲座消化内科消化道领域	三浦 昭顺	癌·感染病中心都立驹込医院·食管外科医长
中村 真一	东京京女子医科大学教授·消化内科	三上 荣	三上诊所·院长
中村 正直	名古屋大学医学部附属医院·消化内科讲师	光吉 明	市立大津市民医院外科·副院长·外科消化外科·乳腺外科
中村 理惠子	庆应义塾大学副教授·一般消化外科	三好 广尚	藤田医科大学 BANTANE 医院·消化内科副教授
桥本 哲	济生会川口综合医院·消化内科主任部长	门马 久美子	早期胃癌检诊协会·理事
蜂巢 阳子	群马县济生会前桥医院·消化内科副代表部长	八坂 达尚	福冈大学筑紫医院消化内科
春间 贤	川崎医科大学综合医疗中心·综合内科 2 特聘教授	谷田贝 昂	顺天堂大学消化内科
平川 克哉	福冈红十字医院·副院长	梁井 俊一	岩手医科大学内科学讲座消化内科消化道领域
平泽 大	仙台厚生医院·消化内科主任部长	山口 直之	长崎大学医院·消化内科（光学医疗诊疗部）副教授
平田 敬	松山红十字医院胃肠中心	吉田 将雄	静冈癌症中心·内镜科医长
平野 敦士	九州大学大学院病态机能内科学讲座	渡 二郎	纪念塔医院·院长

译者名单

主译

谢 威　温州医科大学附属第一医院消化内科
祝建红　苏州大学附属第二医院消化内科

主审

金 鹏　解放军总医院第七医学中心消化内科
凌亭生　江苏省中医院内镜中心
陈坛辐　温州医科大学附属第一医院消化内科

参译人员（排名不分先后）

牧其尔　日本札幌东德洲会病院消化内科
李 嫱　温州医科大学外国语学院
石 莎　山东省聊城市人民医院消化内科
徐勤伟　上海同济大学附属东方医院内镜中心
戴 洋　张家港第三人民医院内镜中心
占 强　无锡人民医院消化科
孙 琦　南京大学医学院附属鼓楼医院病理科
张德庆　苏州大学附属第一医院消化内科
胡 晓　四川省人民医院消化科
陈振煜　南方医科大学附属南方医院消化内科
包崇举　南方医科大学深圳医院消化科
陈海华　山西医科大学第一医院胃肠外科
钱鸣杰　苏州大学附属第二医院消化内科
刘国伟　常州壹心门诊部
艾新波　暨南大学附属珠海医院消化内科
张 黎　上海同济大学附属东方医院病理科
陆宏娜　宁波李惠利医院消化科
张学松　宁波李惠利医院消化科
刘 强　苏州大学附属第一医院消化科
肖 讯　四川省人民医院消化科
胡端敏　苏州大学附属第二医院消化内科
杨开颜　温州医科大学附属第一医院病理科
吴 芳　温州医科大学附属第一医院消化内科
陈周峰　温州医科大学附属第一医院消化内科
刘 扬　温州医科大学附属第一医院消化内科
叶骅骏　温州医科大学附属第一医院消化内科
金瑞放　温州医科大学附属第一医院消化内科

译者序

小时候特别钟情于一款名为《精灵宝可梦》的游戏。游戏中最引人入胜的要素便是捕获各种各样的"宝可梦",而游戏中的"宝可梦图鉴(一种精灵图谱)"则以图片＋文字描述的方式记录着每一只"宝可梦"的详细特点,翻阅图鉴,就可以对每一只陌生的"宝可梦"了如指掌。

多年后当我接触到内镜时,突然发现消化道内形形色色的病变如同"宝可梦"一般,而身旁若常备的内镜图谱就如同"宝可梦图鉴"一样,里面详细记录着不同疾病各自的背景、内镜特点及诊断技巧。查看图谱,许多初次见面的病灶犹如"老朋友"般亲切,内镜诊断工作也变得事半功倍且妙趣横生。

近十年来,随着内镜设备快速更迭以及消化道疾病研究的逐步深入,消化内镜诊断方面的知识更新异常迅猛,各种新理念及术语层出不穷。不少消化道内镜图谱因知识点相对陈旧而被淹没在时代的浪潮中;另外,相比市面上琳琅满目的早癌相关书籍,系统的消化道图谱则相对稀少。作为最新的消化道内镜诊断荟萃,《内镜诊断图谱》系列在日本一经问世便广受好评,时隔半年便引入国内。因机缘巧合,辽宁科学技术出版社编辑询问我有无翻译本系列丛书的意向。我认真研读书中内容后,发现相比以往经典的内镜图谱丛书,本系列在知识点上做了大量更新,更加侧重诊断技巧与鉴别诊断;同时书中附有大量崭新且高清的白光内镜、染色内镜、放大内镜图片及影像或病理图片,从多个维度呈现一个立体的疾病;书籍在编排上逻辑更加严谨,书本小巧且易于携带,实战性极强。于是我便毫不犹豫地一口应允下来。

当然知识大量更新也给翻译工作带来了不少痛苦。由于书籍涉及的知识面极广,部分概念为日本学者首创,在国内目前现有的书籍资料中都难以寻觅,对于一些陌生术语的翻译,有时甚至需要查阅大量日语文献来厘清其含义。此外,如何组织语言以贴合国内读者的阅读习惯并且能准确传达原文之意也极其"烧脑",所幸在各位老师的帮助下翻译工作得以顺利完成。但因水平有限,难免会有部分内容存在理解及翻译上的偏差,还望各位同道老师不吝指正。

最后,我要感谢祝建红、杨开颜、牧其尔等老师在翻译工作中给予我的悉心指导和启发,也要感谢出版社的郭敬斌老师在出版工作上给予的大力支持。

内镜诊断工作是一场充满魅力且热血沸腾的大冒险,相信在这套丛书的辅助下,各位同道将来一定能成为消化内镜界的"宝可梦大师"!

谢威

2021 年冬 于林寒涧肃的温州

1950 年宇治达郎博士于发明了世界上第一台胃内相机，距今已有近 70 年的历史。在此期间，日本以早期癌症为中心，对 X 线表现、内镜表现、切除标本及组织病理之间进行了详细的系统比较，建立了可靠的形态学诊断体系。消化道的形态学诊断就是对病变的形态和表现进行分类，提炼出内在规律并进行理论化，并根据理论对病变的发生、形成进行解释并诊断的学问。同时这也成为形态学诊断的妙趣所在。

这种理论虽然适用于常见且多发的疾病，但难以将实际工作中接触较少、相对罕见的疾病进行归纳及模式化，内镜工作者自身也难以接触到所有病例。为了能准确诊断遇到的各种疾病，内镜工作者必须通过参加病例研讨会及浏览病例报告等形式进行体验式学习。所谓体验式学习就是在自己切身经历过的事物中学习，即使遇到凭借内镜表现与肉眼形态难以诊断的罕见病例，也可以根据预先已学习的知识做出诊断并进行鉴别诊断。

基于这种情况，《内镜诊断图谱》系列广泛网罗了内镜医生应该熟知的各种疾病，尤其能让经验不足的年轻医生体会到消化系统内镜诊断的妙趣，编写时也纳入了相对罕见的疾病以满足体验式学习的需求。本系列由上消化道及下消化道组成，咽喉部·食管疾病由竹 内学医生、胃·十二指肠疾病由我负责编写，下消化道由松本主之医生负责编写。

本系列除了展示执笔医生们精美的图片之外，还沿袭了在日本消化道诊断学领域处于执牛耳地位的"早期胃癌研究学会"及"胃与肠"的理念，尽可能地在内镜所见、切除标本所见及病理组织所见相互对照的基础上进行病例剖析。此外，本系列设计精巧，便于携带。可以自豪地说，这是一本能在日常诊疗的方方面面为同道们提供内镜相关实用信息的图谱。

最后，向提供珍贵病例并进行解说、撰写的各位老师，以及全力支持本书编写、出版工作的医学书院的能藤久臣先生、片山智博先生表示由衷的感谢。

长滨 隆司
2020 年 7 月

上消化道内镜诊断图谱

目录

胃

咽部

咽部鳞状细胞癌

食管 ▶ 51, 53, 55, 57, 59, 65 页

- 咽部鳞状细胞癌是发生于咽部区域，特别是中、下咽的鳞状细胞癌。好发部位为梨状窝。
- 本病发病的危险因素有：高龄、饮酒史、饮酒后脸红反应、吸烟、具有食管癌治疗史等。其中以饮酒和吸烟相关性较高。有报道指出，咽癌与人乳头瘤病毒（human papillomavirus；HPV）感染有关，但在日本目前尚无明确论据。
- 由于咽部缺少黏膜肌层，故仅分为上皮层、上皮下层以及肌层。浸润深度仅在上皮层到上皮下层之间的称为浅表癌，是积极进行局部治疗（含内镜治疗）的适应证（**d ~ f**）。
- 内镜下治疗虽然需要在全麻下进行，但因属于微创治疗，故术后对吞咽、发声、呼吸等功能影响较小。为明确是否属适合内镜下治疗，术前必须通过颈部超声检查和 CT 等明确有无淋巴结转移。

内镜所见及诊断 技巧

- 由于咽部观察容易出现吞咽反射和呕吐反射，当需要对此区域进行重点观察时（患癌风险较高的人群），可给予镇静剂以便于观察。不仅要观察容易暴露的后壁，还必须观察侧壁、会厌舌面、舌根部、环状软骨后部等。有时配合 Valsalva 动作可使环状软骨后部和食管入口部更易观察。
- 白光下提示本病的征象有：色调的变化（尤其是色调发红）、凹凸不平、背景树枝状血管的中断等（**a**）。
- NBI 观察下呈现茶褐色区域（brownish area）（**b**），典型表现为内部可见扩张的异型血管增生（**c**）。有些小型非癌病变 NBI 下也可呈现茶褐色区域且具有扩张增生的血管，但这种情况下，血管的排列大多规则，仔细观察可予以鉴别。另外，也有部分癌并没有呈现出茶褐色，且血管扩张也不太明显。倘若过分拘泥于 NBI 观察，可能会增加漏诊的风险，需引起注意。

（饭塚 敏郎）

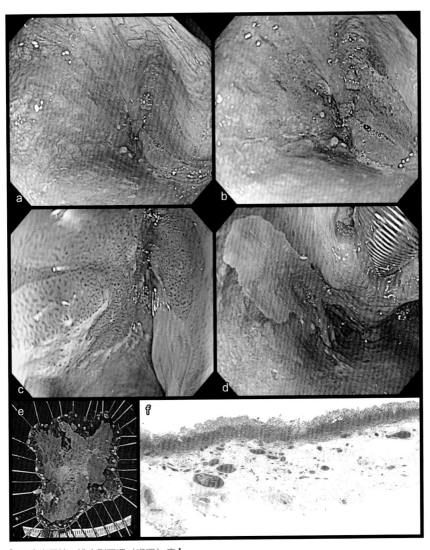

【70 余岁男性。浅表型下咽（喉咽）癌】

a：左侧梨状窝的常规内镜所见。可见发红粗糙的区域。

b：NBI 观察所见。可见极淡的茶褐色区域。

c：NBI 放大观察所见。可见边界线，病变内部可见增生扩张的点状血管。

d：全麻下碘染所见。病变呈现边界清晰的不染区。

e：切除标本的碘染所见。

f：病理组织所见。可见主要位于上皮层的鳞状细胞癌，同时伴有扩张增生的血管。

淋巴滤泡

- 本病为发生在咽部区域较为常见的良性疾病。
- 在中、下咽（口咽、喉咽）部，特别是会厌谷（舌根部）和梨状窝处有着以 Waldeyer 咽淋巴环为代表的丰富的淋巴组织，故此处经常可见淋巴组织增生所致的淋巴滤泡，是需要与癌相鉴别的咽部疾病之一。

内镜所见及诊断 技巧

- 淋巴滤泡常为多发，常规内镜可见不足 10mm、边界不清的椭圆形·穹顶状隆起。色调轻度发红，表面相对平滑，隆起顶部可伴有糜烂所致白色小凹陷（**a**）。
- NBI 观察下可见由于上皮菲薄化所呈现的茶褐色区域（brownish area）（**b**，**e**），但 NBI 放大观察下可见口径均一的扩张血管，其密度稍有减低（**c**，**f**）。
- 病灶多发、表现为边界不清的穹顶状隆起，且血管密度低，血管虽然扩张但未见口径不一等不规则改变，这些表现均为与癌的鉴别要点。
- 活检组织病理。可见鳞状上皮下及上皮内有大量小型且无细胞异型性的淋巴细胞浸润（**d**）。
- NBI 观察下，左侧梨状窝可见单发、大小约 5mm、轻度隆起的茶褐色区域（brownish area），此时难以与癌相鉴别（**e**）。但近距离 NBI 放大观察可见病灶呈穹顶状，表面有白色的糜烂性改变，内部血管轻度扩张、口径均一且密度较低，故诊断为淋巴滤泡（**f**）。

（竹内 学）

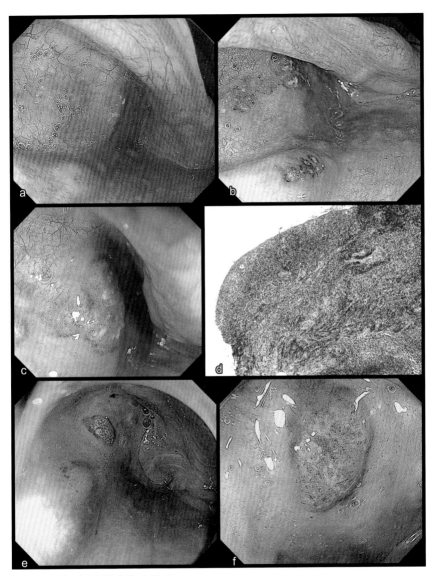

【70 余岁男性。左侧梨状窝淋巴滤泡】
 a：常规内镜所见。在下咽部梨状窝及后壁可见散在表面平滑、顶部稍白的发红隆起。
 b：NBI 观察所见。可见边界模糊颜色稍淡的茶褐色区域。
 c：NBI 放大观察所见。整体血管不清晰，但仍可见部分口径均一的血管。
 d：病理组织所见。可见上皮下及上皮内大量小型淋巴细胞浸润。
【60 余岁女性。左侧梨状窝淋巴滤泡】
 e：NBI 观察所见。左侧梨状窝可见大小约 5mm 的浅淡茶褐色区域。
 f：NBI 放大观察所见。可见口径均一、扩张的襻状血管。

乳头状瘤

食管 ▶ 15 页

- 咽部乳头状瘤是复层鳞状上皮向外或向内呈乳头状增生而形成的疾病。是一种非肿瘤的良性反应性病变。
- 近年来，由于胃镜检查对咽部区域观察操作的增加，本病的发病率也随之增加。本病可能与人乳头瘤病毒（human papillomavirus；HPV）感染有关。
- 在日本，与喉部乳头状瘤相比，咽部乳头状瘤多为单发。

内镜所见及诊断 技巧

- 依照病理组织学所见可将乳头状瘤分为以下 3 种类型：①外生型（exophytic type）：向外乳头状增殖，中央伴有纤维血管性间质。②内生型（endophytic type）：呈内翻性乳头状增殖，具有平滑的表面隆起。③尖峰型（spiked type）：具有钉刺状表面结构，颗粒层明显，可见显著的角化。

  每个亚型对应的内镜下表现为：①海葵样隆起；②松球样隆起；③高度较低的扁平隆起。

- 常规观察下可见乳白色颗粒状小隆起集簇分布的隆起型病变（a，d）。多呈特征性的海葵样、松球样（a）隆起。近年来随着内镜下检出病例的增多，也可见到一些低矮扁平的隆起病灶（d）。每个颗粒状隆起都比较均匀，小隆起内的血管也缺乏异型性。
- NBI 放大观察下腺管内的血管变化非常醒目。但与癌相比，血管少有走行异常，并且缺乏异型性。血管虽然可见扩张、蛇行，但口径及形状不一的程度较弱（b，e）。
- 碘染下呈正常染色～淡染。
- 典型病例容易与癌或异型增生相鉴别。倘若病灶较大、有增大趋势或出现血管异型性（g～i），难以与癌或异型增生相鉴别时，可酌情进行组织学检查。

参考文献

川久保博文，他. 良性との鑑別が困難であった下咽部表在癌の 1 例. 胃と腸 47: 393-401, 2012.

（松浦 伦子）

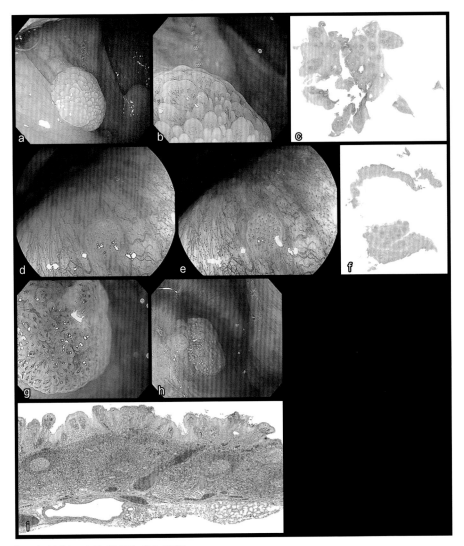

【50 余岁男性。中咽（口咽）乳头状瘤】

a：常规内镜所见（近景）。中咽左前腭弓处可见大小 7mm、白色松球样的隆起。

b：NBI 放大观察所见。可见特征性的成簇的乳头结构，以及每个分叶状凸起中央的细小血管。

c：活检组织所见。可见复层鳞状上皮呈乳头状增殖。

【60 余岁男性。中咽乳头状瘤】

d：常规内镜所见（近景）。中咽后壁可见大小 3mm、白色的低平隆起。

e：NBI 放大观察所见。可见异型程度较弱的血管增生。

f：活检组织所见。复层鳞状上皮呈乳头状增殖。

【60 余岁女性。下咽乳头状瘤伴中度异型增生】

g～i：内镜下左侧梨状窝可见大小 7mm 的隆起型病变。怀疑乳头状瘤，但无法排除肿瘤的可能，遂行 EMR，术后提示鳞状上皮乳头状瘤伴中度异型增生。

食管

异位皮脂腺

- 偶见于口唇、口腔、唾液腺等外胚层来源的器官的异位皮脂腺，出现在内胚层来源的食管内时则称为食管异位皮脂腺。
- 本病的发生机制目前有两种学说：先天性发育障碍学说与后天性化生学说，但尚无定论。
- 本病发病率为 0.15% ~ 0.78%，随着临床对疾病概念认识的深入，本病已经不再属于罕见疾病。
- 本病多表现为食管中大小不一、多发的皮脂腺，好发部位多为食管中段或下段。
- 病理组织学上可见位于黏膜固有层内的腺泡及通向食管内腔的外分泌导管。由于不会恶变，故不需要治疗。

内镜所见及诊断 技巧

- 异位皮脂腺多为多发性黄色扁平病变（**a**）。整体外观稍稍隆起。
- 内镜下可见 3 ~ 8mm 大小不同的花瓣状或铺路石样集簇分布的扁平隆起，大多数病变范围较广。近距离观察可见中央特征性的白色凸起（**b**）。病变边界欠清、白色凸起等特点对本病与黄色瘤鉴别有一定价值。虽然单发的异位皮脂腺少见，但也具有这些特征性表现（**c**）。
- NBI 放大观察下，病变表层的上皮乳头内毛细血管襻（intra-papillary capillary loop；IPCL）未见明显改变。另外，白色突起周围包绕着水平走行的环形 / 复层血管，但血管没有扩张、蛇行、口径不一等不规则表现（**d**，**e**）。
- 异位皮脂腺主要位于复层鳞状上皮下的黏膜固有层内（**f**）。因此从病理角度可以解释 IPCL 没有变化及病变边界不太清晰等内镜下表现。

（小泽 俊文）

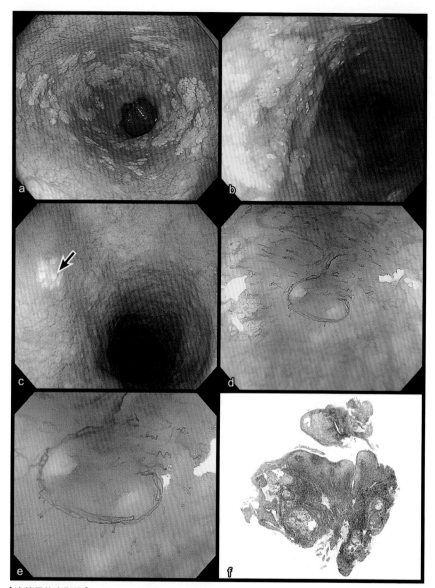

【食管异位皮脂腺】
  a：常规内镜所见（食管）。食管胸下段可见黄白色扁平病变。
  b：近距离观察所见。可见菊花样病变集簇分布，中央可见白色凸起。
  c：常规内镜所见（食管）。单发病变也可见相同的白色凸起（ ➡ ）。
  d：NBI 放大观察所见。病变表层的 IPCL 没有变化，白色凸起周围可见横行的环形/复层血管。
  e：环形/复层血管没有扩张、蛇行、口径不一等不规则表现。
  f：活检组织所见。异位皮脂腺主要位于复层鳞状上皮下方的黏膜固有层内。

食管壁内假憩室病

- 食管壁内假憩室病是黏膜及黏膜下层的食管腺导管囊状扩张所致的罕见疾病。与普通的假性憩室不同，本病不会向固有肌层外侧进展。
- 本病病因尚不明确，推测是因真菌和细菌感染、反流性食管炎、过度饮酒等引起的慢性炎症累及食管腺与导管，导致其病理性扩张所致。
- 本病好发年龄为 60 ~ 70 岁，男性居多。其好发部位在欧美多为食管下段，而在日本多为食管上段。
- 最常见的症状是吞咽障碍，若炎症迁延则可导致明显的纤维化，从而引起狭窄。
- 治疗以质子泵抑制剂（PPI）和抗真菌药等保守治疗为主。但对于合并癌症或严重狭窄的病例也可采取手术治疗。

内镜所见及诊断 技巧

- 对于食管壁内假憩室病的影像诊断，需要牢记特征性的食管 X 线造影表现及内镜下表现。
- 食管 X 线造影检查，胸段食管可见较多向食管内腔凸出的毛状突起（**a**，**b**）。有时也可表现为袖扣状或烧瓶状。
- 内镜下假性憩室表现为多发的小凹陷或小孔（**c**）。黏膜的血管透见消失，到处可见发红的黏膜上皮。凹陷处附着白苔，管壁因炎症而僵化（**d**）。
- 纤维化逐渐进展时可能会导致管腔狭窄。
- 有报道表明，本病可合并鳞状细胞癌，为了不遗漏黏膜面的结构变化，需要谨慎观察。
- 切除标本上假性憩室多表现为 1 ~ 3mm 的小孔（**e**）。
- 病理组织弱放大下可见憩室样开口伴导管扩张（**f**）。未见病变向固有肌层侧进展。
- 假憩室内可见炎症细胞及渗出物贮留，周围也伴有重度炎症细胞浸润（**g**）。

（桥本 哲）

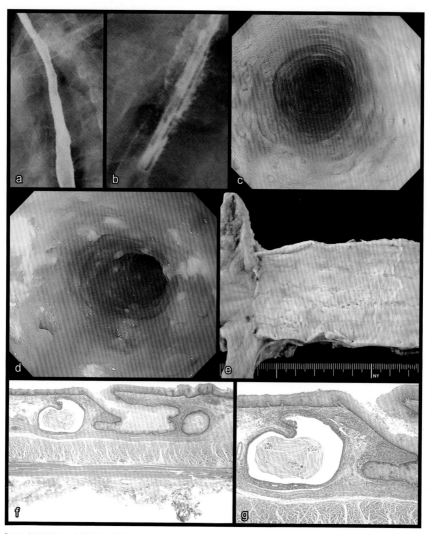

【50 余岁男性。食管壁内假憩室病】

a, b: 食管 X 线造影所见。胸段食管可见较多向食管内腔凸出的羽毛状隆起。

c: 食管内镜所见。黏膜血管透见低下，可见较多小凹陷及小孔。

d: 凹陷部可见白苔附着。

e: 切除标本。可见大量 1~2mm 的小凹陷。

f: 病理组织所见。可见憩室样结构及扩张的导管。

g: 假性憩室周围及憩室内可见炎症细胞浸润。

Zenker 憩室

- Zenker 憩室是指在咽食管结合部后壁，斜行的咽下缩肌斜行与横行的环咽肌之间形成的解剖学薄弱处（Killian 三角）因压力增高而外凸形成的憩室。
- 本病多见于高龄男性，食管 X 线造影（**a**）下发现的频率为 0.01% ~ 0.11%。
- 本病多无症状，往往在食管 X 线造影检查或上消化道内镜检查时偶然发现，但有时它可成为哽噎感、咽喉异样感、吞咽困难或睡觉时呛咳等症状的原因。
- 少数情况下本病可致消化道出血，合并症的概率为 0.3% ~ 0.7%。
- Zenker 憩室伴发炎症、出血、穿孔或合并食管癌等情况是外科切除的适应证。即使没有上述并发症，憩室较大或症状明显时也可择期手术切除。

内镜所见及诊断 技巧

- Zenker 憩室特点是入口部细小，呈囊状（**c ~ f**）。
- 两侧均可发生 Zenker 憩室，但以左侧后壁多见（**c，e，f**）。
- 本病偶尔也可导致消化道出血，当食管入口附近出血而怀疑本病可能时应进行详细观察。
- 有病例报道指出，Zenker 憩室逐渐增大后可包绕食管，导致其狭窄。
- 饭后咳嗽及数小时后食物突然反流是 Zenker 憩室比较特征性的症状，因此对于有此类症状的患者，要仔细观察其食管入口处。
- 高龄、男性、长病程、憩室较大均是并发症的危险因素，故对于伴有上述情况的病例，在上消化道内镜检查时要仔细观察 Zenker 憩室内状况（**e，f**）。
- Zenker 憩室为没有固有肌层的假性憩室，观察时注意不要导致其穿孔。

参考文献

井上剛志，他. 嚥下障害をきたした咽部食管憩室の一例. 口咽科 31：325（A），2018.

（真部 纪明）

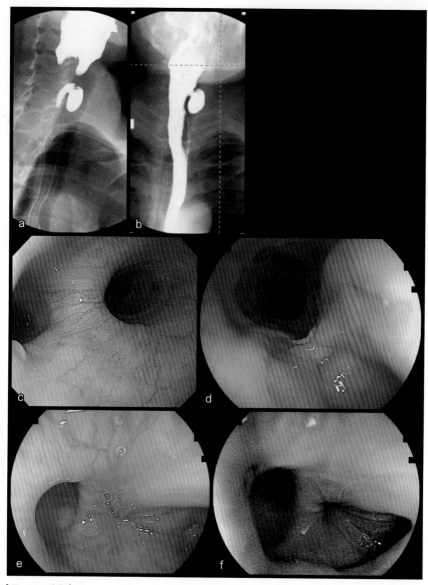

【Zenker 憩室】

a: 食管 X 线造影所见。在食管入口高度可见向前方突出的囊状或半球状憩室。考虑 Zenker 憩室。

b: 食管入口高度可见向侧方突出的憩室。考虑 Killian-Jamieson 憩室。

c: 食管入口的内镜所见。左后壁侧可见囊状凹陷的憩室，表面覆盖正常黏膜。

d: 右后壁侧可见囊状凹陷的憩室，被覆异位胃黏膜。

e: 左后壁侧可见囊状凹陷的憩室，确认被覆的黏膜为正常黏膜。

f:e 同一部位的 NBI 所见。确认被覆的黏膜为正常黏膜。

乳头状瘤

咽部 ▶ 6页

- 食管乳头状瘤（papilloma）是复层鳞状上皮呈内生性或外生性乳头状增生的肿瘤样病变，考虑为反应性病变。
- 本病好发于胸中～下段食管。大量报道表明，本病可能与反流性食管炎、食管裂孔疝相关。日本人乳头状瘤病毒（HPV）的感染率较低。
- 虽然有报道表明部分乳头状瘤伴上皮内癌及异型增生，但本病基本上为良性肿瘤样病变，通常注意病灶大小及形态改变并定期随访就足够了。

内镜所见及诊断 技巧

- 根据组织病理学表现可分为以下 3 种亚型：①外生型（exophytic type，**a**）：向外乳头状生长，中央伴有纤维血管性间质；②内生型（endophytic type，**b**）：具有较光滑的浅隆起，呈内翻性乳头状生长；③尖峰型（spiked type，**c**）：具有尖刺样表面结构，颗粒显明显，可见显著的角化。

　　每个亚型对应的内镜下表现为：①海葵样隆起；②松球样隆起；③高度较低的扁平隆起。其中①、②表现多见。
- 本病多表现为白色小隆起（**d**），近距离观察可见颗粒状、簇状隆起的结构（**e**）。部分病变也可呈现粉红～红色的桑葚样外观。
- 由于病变表面被覆鳞状上皮，故碘染可正常着色或淡染（**g**）。
- 在与表浅食管癌鉴别方面，若常规观察可见特征性的颗粒状或集簇状、桑葚样结构，可诊断为乳头状瘤。NBI 放大观察可见腺管内的血管变化明显，但与癌相比，血管较少出现走行异常且缺乏异型性。虽然可见血管扩张、蛇行，但口径和形态不均一性较弱（**f**）。碘染下食管癌呈现粉红色征阳性的不染区，乳头状瘤则呈正常染色～淡染。
- 食管糖原棘皮症由富含糖原的鳞状上皮增生所致。外观为白色扁平隆起，与乳头状瘤相似，但近距离观察可见纵向走行的微细白点样纹理。此外，本病碘染时呈浓染，可与乳头状瘤相鉴别。

参考文献

d' Huart Mc, et al. Prevalence of esophageal squamous papilloma（ESP）and associated cancer in northeastern France. Endosc Int Open 3：E101-E106, 2015.

（松浦 伦子）

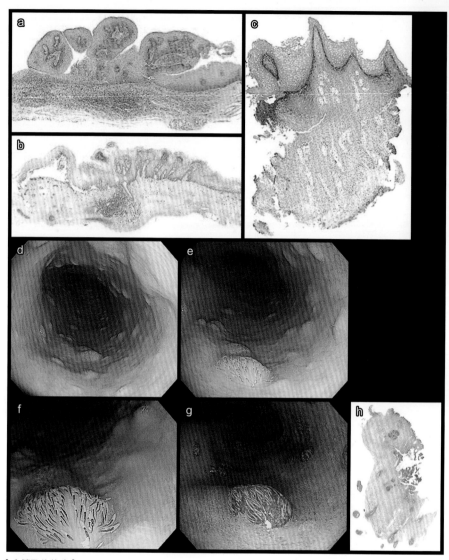

【食管乳头状瘤】
 a： 外生型。咽部乳头状瘤的病理组织所见。
 b： 内生型。咽部乳头状瘤的病理组织所见。
 c： 尖峰型。
【60 余岁女性。食管乳头状瘤】
 d： 常规内镜所见（远景）。可见散在分布的 2~5mm 大小的白色小隆起。
 e： 常规内镜所见（近距离观察）。病灶表面富有光泽，呈细小分叶状的海葵样形态。
 f： NBI 放大观察所见。可见特征性的簇状乳头结构与每个分叶状凸起中央的细小血管。
 g： 碘染所见。病灶呈正常染色~淡染，具有层次感。
 h： 活检组织所见。可见复层鳞状上皮乳头状增殖。

Xanthoma（黄色瘤）

- 本病于 1984 年由 Remmele 等报道，表现为不平滑且略微隆起的小型黄白色调病变。虽然病因尚未明确，但推测食管受到的某种慢性刺激是导致本病的原因之一。
- 病理组织学上为存在于食管鳞状上皮乳头内明亮的泡沫细胞团（**a**）。
- 本病发病率为 0.03% ~ 0.46%，但由于近年来高分辨率内镜的普及和放大观察的简易化，发现率不断增加。
- 多见于食管胸上段，几乎都是单发病灶，且男性居多。
- 在难以与异位皮脂腺鉴别的情况下，需要使用组织细胞标记物 CD68 抗体来确认靶区域是否阳性。

内镜所见及诊断

- 大小为 2 ~ 5mm 的黄色病变，整体呈现轻微隆起（**b**）。边界非常清晰。
- 近距离仔细观察可见大小 0.1 ~ 0.2mm 的均一黄白色颗粒规则集簇分布（**c**）。
- NBI 放大观察可见横行蜷曲的微小血管（**d**）。另外，在有些病变中也可见到保留襻状结构的横向血管（**e**）。这些微血管没有口径不同和形状不均匀等表现。
- 上皮下乳头内泡沫细胞的数量多少会使表层上皮的厚度也有一定差异。表层上皮较厚的情况下，可见到与周围 IPCL（intra-papillary capillary loop）几乎相同的微血管（**e**）；而上皮较薄时，微小血管因与深层的黄色瘤形成对比而变得更为鲜明，襻状结构也变得不清晰（**f**）。
- 黄色瘤表层的上皮较薄时，碘染时通常呈淡染。

（小泽　俊文）

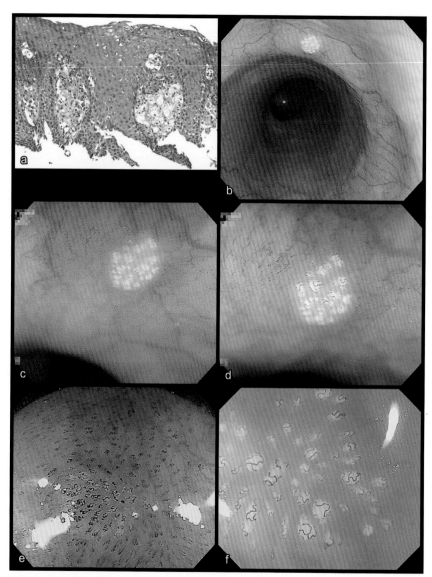

【Xanthoma（黄色瘤）】

a： 活检组织所见。食道鳞状上皮乳头内可见明显的泡沫细胞团。

b： 常规内镜所见（食管）。食管胸上段可见边界清晰、大小约 2mm 的黄白色病变。

c： 近距离所见。大小 0.1~0.2mm 的均匀黄白色颗粒呈现"规则集簇分布"的形态。

d： NBI 放大观察所见。病变表面可见口径一致、形状较均匀的横行蜷曲微血管。

e： NBI 放大观察所见（其他病例）。表层上皮较厚时，可以看到保留有襻状结构的横行血管。

f： NBI 放大观察所见（其他病例）。表层上皮较薄时，在深层黄色瘤的对比下，微小血管更加鲜明。

疱疹性食管炎

- 疱疹性食管炎是指三叉神经节的神经细胞中潜伏感染的单纯疱疹病毒（herpes simplex virus；HSV）激活后排入唾液中，感染食管黏膜进而发病的一种疾病。
- HSV 有 1 型和 2 型，无论 1 型或 2 型都可引起疱疹性食管炎。
- 疱疹性食管炎相对少见，通常见于免疫抑制状态的病例，如恶性肿瘤患者、使用类固醇药物的患者、HIV 感染者和糖尿病患者等，但也可见于没有基础疾病的健康个体。
- 本病常出现吞咽困难、吞咽疼痛、上腹痛等临床症状，也可引起恶心、呕吐等症状。

内镜所见及诊断 技巧

- 在 HSV 感染初期，细胞膨胀成球状，病灶形成数毫米左右的水疱。水疱破裂后，形成具有白色边缘的扁平性隆起（a，b），当上皮脱落后形成伴有边缘隆起的糜烂或溃疡。
- 溃疡边界清晰且周围轻度隆起，酷似火山口样外形（volcano-like appearance）（e），其特征为边缘具有发白浑浊的黏膜上皮。随着病情进展，溃疡逐渐融合，形成地图状或纵向溃疡（f），溃疡比较表浅，不形成深凿样溃疡和穿凿样溃疡。
- 疱疹性食道炎多发生于食管中段至下段之间，但也可发生于口腔，因此确认本病后，最好也对口腔进行详细观察。
- 本病确诊有赖于组织病理学检查，但为了证明亲上皮细胞的 HSV 感染，必须在糜烂边缘或对糜烂中残存的岛状上皮上进行活检。
- 感染的上皮细胞内出现的 Cowdry A 型核内包涵体或磨玻璃样改变的核内包涵体是本病的特征性组织学表现（c）。通过免疫组化染色（d）检测 HSV 抗原或通过 PCR 法检测病毒 DNA 有助于确诊本病。

参考文献

Baehr PH, et al. Esophageal infections: risk factors, presentation, diagnosis, and treatment. Gastroenterology 106: 509-532, 1994.

（高雄 晓成）

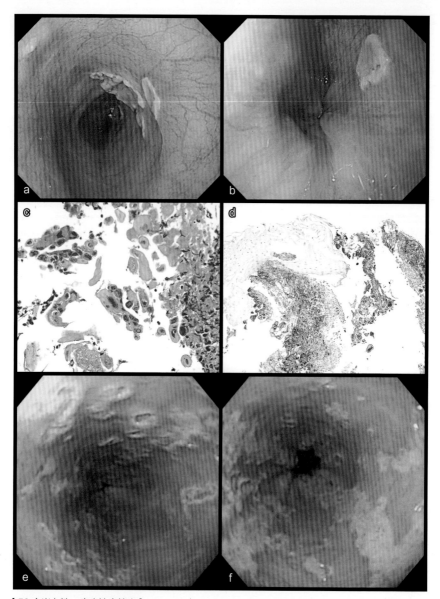

【50 余岁女性。疱疹性食管炎】
a：常规内镜所见。食管中段可见 1cm 左右、具有白色边缘的扁平隆起。
b：食管下段也可见大小约 5mm、周边白色浑浊感、如水疱破溃般中央稍凹陷的扁平隆起。
c：病理组织学所见。HE 染色可见具有磨玻璃样大细胞核的鳞状上皮。
d：HSV 免疫组化染色呈阳性。
【40 余岁男性。疱疹性食管炎】
e：常规内镜所见。食管中段可见多发火山口样溃疡。
f：食管下段可见溃疡融合，呈纵向走行倾向。

巨细胞病毒性食管炎

胃 ▶ 114 页
小肠 ▶ (下) 14 页
大肠 ▶ (下) 78 页

- 巨细胞病毒（cytomegalovirus；CMV）感染很少在正常人中导致炎症性病变，通常是因潜伏感染的病毒再激活而致病，故多见于 HIV 感染、应用免疫抑制剂和类固醇药物、罹患恶性肿瘤等免疫缺陷的患者。其中尤好发于 CD4 值不足 $100/\mu L$ 的 HIV 感染者。本病可累及多个脏器，但消化道，尤其食管是本病好发的器官之一。

- CMV 感染损伤黏膜～黏膜下层分布的小型血管的内皮细胞，导致血管管腔狭窄，引起缺血性改变，故形成糜烂及相对深而广的溃疡。

- 组织学上可通过以下任意一种方法明确诊断：① 通过 HE 染色证明（核内·胞质内）巨细胞包涵体的存在（c）；② 使用抗 CMV 抗体进行免疫组化染色检出 CMV 阳性细胞（d）；③ 通过原位杂交技术明确特定的 DNA 片段。

内镜所见及诊断 技巧

- CMV 感染所导致的食管病变典型内镜下表现是穿凿性溃疡（a，b）。其特征为：病灶大小从 1cm 多到 5cm 多不等，溃疡边缘略微隆起，边界清晰，呈现较深的断崖状外观。另外，虽然溃疡较深，但溃疡底部很少有白苔附着，也属于本病特征。溃疡有多发倾向，且好发于胸中段～腹段食管。

- 除典型的穿凿性溃疡外，还可见到不规则、地图状、类圆形的糜烂及浅溃疡（e，f），纵向糜烂等非穿凿样病变，以及外观黄白色的多结节性隆起型病变等多种内镜下表现。

- 消化道 CMV 感染的特征性标记为嗜酸性的巨细胞核内包涵体。巨细胞核内包涵体几乎不存在于复层鳞状上皮中，而多见于糜烂和溃疡底部间质细胞中的成纤维细胞及小血管内皮细胞内。因此，在活检时，最好从溃疡底部和肉芽组织中夹取组织。

- 需要鉴别的有同样形成多发穿凿性溃疡的特发性食管溃疡等疾病。由于与 CMV 食管炎的典型表现酷似，故仅通过内镜观察难以鉴别。

参考文献

· 太田敦子, 他. びらん・潰瘍を呈する食管病变の病理诊断. 胃と腸 50：131-138, 2015.

（小野 阳一郎）

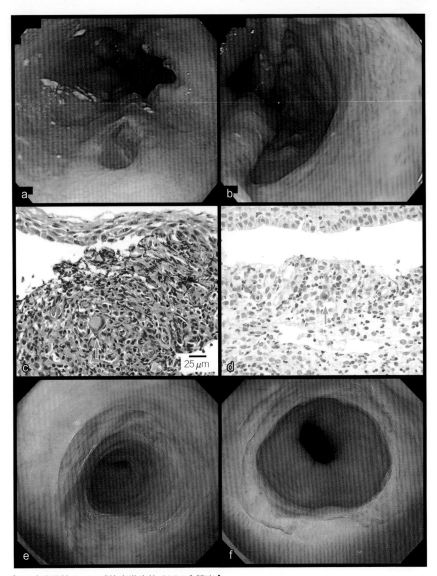

【30 余岁男性。HIV 感染者发生的 CMV 食管炎】

a: 常规内镜所见（食管距门齿 35cm）。可见小型穿凿性溃疡，以及由念珠菌所致的白色颗粒。

b: 常规内镜所见〔食管距门齿 40cm，SCJ（squamocolumnar junction，鳞柱交界区）附近）〕。可见大型的深凿样溃疡。溃疡虽然较深，但底部未见明显白苔附着。

c: 活检组织所见（HE 染色）。黏膜固有层有明显炎症细胞浸润，血管内皮中可见具有大型核内包涵体的细胞（➡️）。

d: c 的抗 CMV 抗体免疫组化染色所见。血管内皮细胞中可见深染的核内包涵体（➡️）。

【70 余岁男性。类固醇药物治疗间质性肺炎时发生的 CMV 食管炎】

e: 常规内镜所见（食管距门齿 30cm 附近）。可见多发的、边界清晰的浅表地图状溃疡。

f: 常规内镜所见（食管 SCJ 附近）。可见近全周的、边界清晰的浅表溃疡。

天疱疮

- 天疱疮是发生于皮肤和复层鳞状上皮黏膜的一种自身免疫性大疱性疾病。是表皮细胞间黏附因子在自身抗体的攻击下功能受损，从而在表皮内形成水疱的疾病。
- 天疱疮大致分为 3 型：①寻常型天疱疮；②落叶型天疱疮；③其他型。各型别的临床症状各不相同。寻常型天疱疮在各型天疱疮中最为常见，最具有特征性的表现是口腔黏膜出现伴有疼痛感的顽固性糜烂、溃疡。天疱疮多发于 40 ~ 60 岁的女性，估计日本国内罹患本病的人数约有 5000 人。
- 病变发生于皮肤、口腔、咽部及食管黏膜、口唇、眼睑结膜和鼻腔、阴道等处。水泡容易破裂，形成边缘附着水疱壁的糜烂。

内镜所见及诊断 技巧

- 黏膜病变的特点是口腔、咽部和食管出现水疱、糜烂、溃疡和狭窄等表现。
- 天疱疮患者食管的黏膜面，在看似正常的部位稍施加压力时即可看到表皮剥落、糜烂形成，或加压时出现上皮下血肿样表现（血疱），即所谓的 Nikolsky 现象阳性（尼氏征阳性）。
- 当怀疑本疾病时，通过活检钳等附件摩擦黏膜面来确认是否有 Nikolsky 现象相当重要。但是即使 Nikolsky 现象阴性，也不能完全否定天疱疮或类天疱疮的可能性。
- 关于本病的鉴别诊断，当呈现为浅凹陷样的病变时，需与 Behçet 病相鉴别。此时，凹陷边缘是否存在剥脱上皮就成为鉴别的关键点。另外，如果不熟悉大疱性疾病的内镜下相关知识，有可能将本病误诊为食管炎或食管癌。鉴别时最重要的表现是黏膜面的脆弱感，如伴随糜烂的小水疱、送气后黏膜伸展产生的龟裂、内镜擦碰形成的血疱等，哪怕是一些细微的表现也不能轻易漏过，做好这一点相当重要。
- 水疱病的确诊有赖于活检病理组织的直接免疫荧光法（direct immunofluorescence；DIF）分析。

参考文献

[1] 天谷雅行，他. 日本皮膚科学会ガイドライン—天疱瘡診療ガイドライン. 日皮会誌 120：1443-1460, 2010.
[2] 大森泰，他. 自己免疫性水疱症と上部消化管病変の内視鏡診断. 胃と腸 50：159-173, 2015.

（中村 理惠子，川久保 博文）

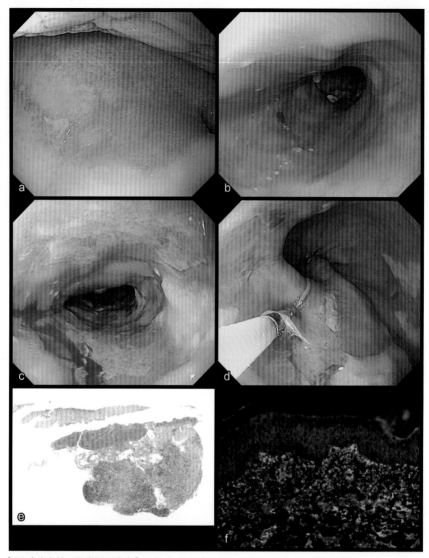

【70 余岁女性。寻常型天疱疮】

a： 常规内镜所见。可见以上颚为中心的多发糜烂。

b： 食管胸段，内镜擦碰后形成的小血疱。

c： 食管胸段，距门齿 25~38cm 处可见环周性溃疡、糜烂。内镜注气后黏膜伸展，造成糜烂边缘出血。

d： 在距门齿 35cm 处用活检钳摩擦黏膜面，可见上皮剥脱（Nikolsky 现象阳性）。

e： 活检组织所见。可见鳞状上皮的剥脱，仅残留基底侧的 1~2 层上皮细胞。

f： DIF 所见。可见表皮细胞间有 IgG 沉积。

嗜酸性粒细胞性食管炎

- 嗜酸性粒细胞性食管炎是以嗜酸性粒细胞为主的炎症细胞在食管黏膜上皮浸润，引起哽咽感和吞咽障碍等主观症状的疾病。有上述症状的患者，食管活检标本中如果发现 >15 个 /HPF（高倍视野）的嗜酸性粒细胞，则可诊断为嗜酸性粒细胞性食管炎（eosinophilic esophagitis；EoE）。
- 现认为病因可能与 Th2 细胞介导的过敏机制有关，合并特应性皮炎和支气管哮喘的病例也不在少数。
- 由于胃酸反流也可能与本病有关，因此治疗上可选用质子泵抑制剂（PPI）或钾离子竞争性酸阻滞剂（P-CAB）等抑酸药物。上述治疗无效的病例可选用类固醇激素局部治疗。

内镜所见及诊断 技巧

- EoE 常见的内镜下表现有白色渗出物、环形沟、黏膜水肿（血管透见性降低），纵向沟等（**a ~ d**）。NBI 观察下，这些表现使相应部位呈浅褐色，相对较易识别。不过需要注意的是，即使内镜下观察到这些表现，若不满足上述病理诊断标准时也无法诊断为 EoE。
  - · 白色渗出物、白斑：为内镜下颗粒状或黏液状的白色渗出物。
  - · 环形沟：沿食管短轴方向走行的同心圆样皱襞 / 沟纹。
  - · 黏膜水肿：食管黏膜白色浑浊样改变、血管透见性低下。
  - · 纵向沟：为沿着食管长轴方向走行、出现在肥厚食管壁上的沟纹样改变。
- 食管黏膜活检组织的 HE 染色下可见 >15 个 /HPF 的嗜酸性粒细胞浸润（**e**）。也有因炎症慢性迁延而导致纤维化的病例，这种情况下，EM 染色（Elastica Masson）可将增生的胶原纤维染成蓝色（**f**）。

参考文献
· 阿部靖彦, 他. 嗜酸粒细胞性食管炎の诊断と治疗の进步. Gastroenterol Endosc 61：225-242, 2019.

（浅野 直喜）

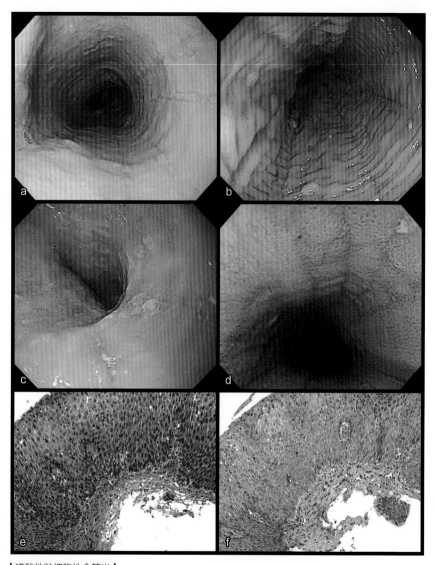

【 嗜酸性粒细胞性食管炎 】

a： 常规内镜所见。以"进食哽咽感 20 年"为主诉就诊的病例。可见黏膜水肿、纵向沟、环形沟。

b： 1 例食管内食物嵌顿的病例。食物去除后食管内可见环形沟、纵向沟以及黏膜水肿。

c： 因进食哽咽感就诊的病例。可见白色渗出物及黏膜水肿。

d： NBI 观察所见。可见黏膜水肿、纵向沟、环形沟出现的区域呈浅褐色。

e： b 病例活检组织所见（HE 染色）。食管黏膜上皮内可见较多嗜酸性粒细胞浸润。

f： b 病例活检组织所见（EM 染色）。可见食管黏膜上皮下胶原纤维增生（被染成蓝色的区域）。

药物性食管炎，腐蚀性食管炎

- 药物性食管炎不仅仅指药物本身引起的食管黏膜局部损伤，还包括免疫调节药等导致的食管机会性感染、平滑肌松弛药引起的反流性食管炎等，是药物相关性食管黏膜损伤的总称。
- 除医疗药品外，由于服用酸、碱、重金属等具有强烈组织损伤性的化学物质而引起的食管黏膜损伤被称为腐蚀性食管炎。
- 症状有胸痛、烧心、吞咽障碍等。熟知致伤药物种类，症状出现时需明确有无相关药剂服用史。特别是腐蚀性食道炎，在受伤时明确腐蚀性物质的种类、浓度以及摄入量相当重要。

内镜所见及诊断 技巧

- 药物性食管炎主要内镜下表现为多种形态的溃疡性病变，根据致伤药物种类不同，从仅有小糜烂的轻症病例到伴有狭窄的重症病例都可见到。
- 部分药物可致特异性内镜下表现，如：双膦酸盐类药物可出现食管长轴方向的长条形黏膜损伤、NSAIDs 药物和钾剂可导致管腔狭窄。最近有报道指出抗凝药达比加群引起的食管炎有白色膜样物附着（**a，b**）。治疗的基本原则是中止服用致伤药物，并给予质子泵抑制剂（PPI）治疗（**c，d**）。
- 腐蚀性食管炎的内镜下表现为口腔～胃出现广泛且严重黏膜损伤（**e，f**）。相比酸性物质，碱性物质对组织的损伤作用更强，故很多情况下炎症可累及到深层组织。酸性物质引起的损伤多在食管中段～食管胃结合部；碱性物质损伤多发生于口腔～食管上段。

参考文献

Toya Y, et al. Dabigatran-induced esophagitis：The prevalence and endoscopic characteristics. J Gastroenterol Hepatol 31：610-614, 2016.

（鸟谷 洋右）

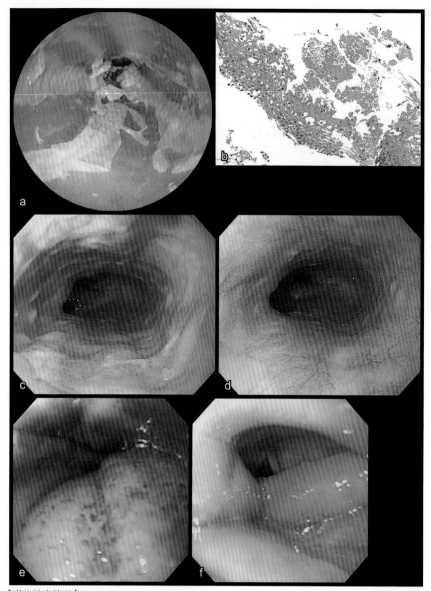

【药物性食管炎】

a： 达比加群所致食管炎的常规内镜所见。可见白色膜样物附着。

b： 白色膜样物的活检组织所见。可见嗜酸性变的鳞状上皮及炎症细胞浸润。

c： 达比加群所致食管炎的常规内镜所见。食管下段可见环周糜烂。

d： 与 **c** 为同一病例。达比加群停药 3 个月后的常规内镜所见。可见黏膜损伤改善。

【腐蚀性食管炎】

e： 误服碱性物质（洁厕剂）所致的腐蚀性食管炎的常规内镜所见。可见环周性白浊的水肿状黏膜。

f： 与 **e** 为同一病例。咽部内镜所见。下咽部整体可见明显的水肿性变化。

颗粒细胞瘤

- 1926 年，Abrikossoff 将颗粒细胞瘤首次以"颗粒状细胞成肌细胞瘤"（granular cell myoblastoma）之名报道。它可发生于乳腺、舌头、皮肤、皮下以及整个消化道，消化道中以食管的发生率最高。
- 多见于 40 余岁的男性，食管下段最常见，其次为食管中段。
- 本病为来源于 Schwann 细胞的肿瘤，故病理组织学检查可见 S-100 蛋白阳性（e）。
- 病变主要位于黏膜固有层到黏膜下层，呈现黏膜下肿瘤样形态。
- 本病通常无症状，被发现时大小多在 20mm 以下，因此倾向于选择内镜下切除。对于 10mm 以下的小病灶，也可进行随访观察。
- 有报道指出，约有 5% 的食管颗粒细胞瘤发生恶变。

内镜所见及诊断 技巧

- 本病需要与一些食管中下段黏膜下肿瘤（submucosal tumor；SMT）样隆起型病变相鉴别。
- 臼齿样隆起的肉眼形态以及黄白色的色调为本病的特征性表现（a）。
- 碘染色下未见明显不染区。顶部因鳞状上皮萎缩多呈淡染（b）。
- 虽然肿瘤表面被非肿瘤性鳞状上皮所覆盖，但因表层上皮的萎缩及肿瘤细胞向鳞状上皮内浸润，使得上皮菲薄化，顶部形成凹陷（d，e）。
- 小病灶顶部凹陷不明显，表现为黄白色的"甜玉米粒"样外观（g）。
- 病灶有沿着食管长轴延长的趋势（a ~ f）。
- 由于对食管颗粒细胞瘤进行活检的诊断率并不高（约 50%），因此需要尝试在病灶顶部附近活检或进行深挖活检。

（小田 丈二）

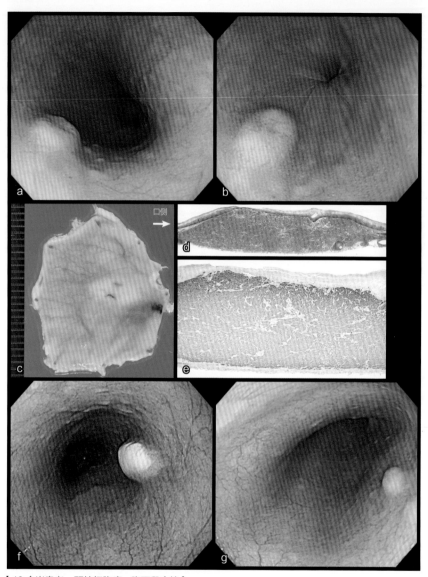

【40 余岁患者，颗粒细胞瘤。胸下段食管】
 a： 常规内镜所见（食管）。病变呈现顶部凹陷的臼齿样形态。
 b： 碘染所见。未见明显不染区。
 c： 切除标本。
 d： 病理组织全貌。
 e： S-100 染色（阳性）。
【50 余岁患者，颗粒细胞瘤。胸下段食管】
 f： 常规内镜所见（食管）。食管长轴方向可见较长的黄白色 SMT 样隆起型病变。
【50 余岁患者，颗粒细胞瘤。胸下段食管】
 g： 常规内镜所见（食管）。可见甜玉米粒样黄白色 SMT 样隆起型病变。

海绵状血管瘤

小肠 ▶ ⓕ42 页
大肠 ▶ ⓕ202 页

- 食管血管瘤是比较少见的疾病，报道表明其占食管良性肿瘤的 2% ~ 4%。
- 目前国际脉管性疾病研究学会（ISSVA）分类将血管性病变大致分为血管瘤和血管畸形，构成血管的细胞（内皮细胞，间皮细胞）异常增殖所致的病变为血管瘤；血管形态异常导致的病变为血管畸形。海绵状血管瘤（cavernous hemangioma）并非由血管内皮细胞增殖形成，故相当于 ISSVA 分类中的静脉畸形（venous malformation）。
- 本病组织学上由扭曲扩张的静脉构成。可见大量主要位于黏膜固有层到黏膜下层的扩张静脉，静脉壁由单层或数层内皮细胞构成（**f, g**）。较大的病变可见食管壁全层有扩张静脉增生，有时还会累及到壁外。扩张血管内也可伴有钙化的血栓（**f, g**）。

内镜所见及诊断 技巧

- 好发于食管上段，病灶因静脉血滞留而呈现蓝色～暗红色的黏膜下肿块样外观（**a**）。NBI 观察下色调变化不明显（**b**）。病变柔软，用活检钳推压容易凹陷。有时还可在表面见到扩张的血管结构。
- 超声内镜（EUS）下多可见具有稍低回声孔腔结构的病变，呈浸润性分布，但有时也可呈局限性分布、海绵状结构、无回声的扩张蛇行曲张静脉样结构等多种表现。细小孔腔集簇的病变也可呈现高回声（**d**）。静脉石在超声下为伴有声影（acoustic shadow）的高回声结节，诊断静脉畸形的特异度较高（**d**）。
- 与海绵状血管瘤（静脉畸形）外观相似的病变有孤立性静脉扩张、食管腺贮留性囊肿等。都好发于胸上、中段食管，表现为柔软的黏膜下隆起。孤立性静脉扩张在多普勒 EUS 下为血流清晰的囊肿样病变。但有报道指出，过去许多考虑为孤立性静脉扩张的蓝色黏膜下隆起实际上为血管瘤（静脉畸形）。食管腺贮留性囊肿在 EUS 下表现为位于第 2 ~ 3/5 层的无回声肿块。

参考文献

「難治性血管腫・血管奇形・リンパ管腫・リンパ管腫症および関連疾患についての調査研究」班（編）．血管腫・血管奇形・リンパ管奇形診療ガイドライン 2017，第 2 版．2017.

（**前田 有纪**）

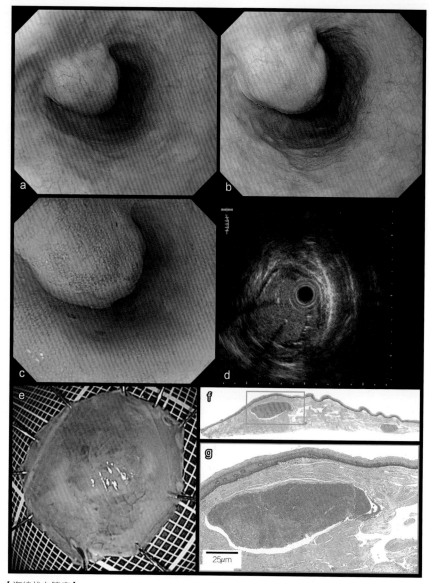

【海绵状血管瘤】

a：常规内镜所见。可见体积较大、蓝紫色、没有紧满感且柔软的上皮下隆起。

b：NBI 观察所见。可见色调变化不明显，稍具凹凸感的上皮下隆起。

c：碘染色所见。病灶与周围黏膜一样均可着色。

d：EUS 所见（20MHz 细径探头）。可见相对均匀的高回声肿块，内部可见伴有声影的高回声点。

e：新鲜切除标本。

f, g：病理组织所见。扩张蛇行的静脉样血管内可见伴有钙化的血栓。

化脓性肉芽肿

- 化脓性肉芽肿（pyogenic granuloma）是毛细血管性血管瘤的一种，是易出血的良性肿物。本病很少发生于消化道，其中以食管最多见。发病机制不明，但一般认为是后天性血管瘤继发炎症后形成肉芽肿。局部因素包括外伤、灼伤、慢性刺激、感染等。
- 临床症状可有吞咽不适感及烧心等，也有部分病例无症状。
- 本病大多可进行内镜下切除，但也有报道发现一些病例可自发消退。
- 参考病例（**a ~ f**）在初次检查时进行了活检，之后纳入随访且未接受治疗。后肿瘤头端分叉整体呈缩小趋势，1 年后消失。至今近 5 年，无复发迹象。

内镜所见及诊断技巧

- 本病肉眼形态极具特征，内镜下哪怕见过一次也会留下深刻印象。典型表现为带蒂或亚蒂的隆起型病变，质地不硬，增大时也可呈现分叶状。肿物表面平滑，伴有厚白苔（炎性渗出物），顶端是血管瘤，故呈现类似怒张血管般的红色调。
- 病理组织学以血管内皮细胞的肿大和毛细血管的分叶状增生扩张为特点，也可见炎症细胞浸润。
- 在不同时间窗观察，肿物的表面性状和形态也会发生改变，故须与 0- I p 型食管癌等恶性肿物相鉴别。若发现血管瘤特有的红色光泽感以及紧密附着难以冲洗的白苔等特征性表现，则较易确立诊断。此外，明确肿物表面有无粗糙感及凹凸感、硬度、紧满感等也有助于鉴别。
- 虽然本病属良性肿物，但如果病灶易出血或有增大趋势，则需积极治疗。有时为了与其他疾病鉴别也需要快速地进行诊断性治疗。另外，部分处于严密随访过程中的病例，可根据症状或肿物形态选择合适的治疗方案。

参考文献

· 蜂巢陽子，他. 食管 pyogenic granuloma の 1 例. Gastroenterol Endosc 57：2368-2369, 2015.

（蜂巢　阳子）

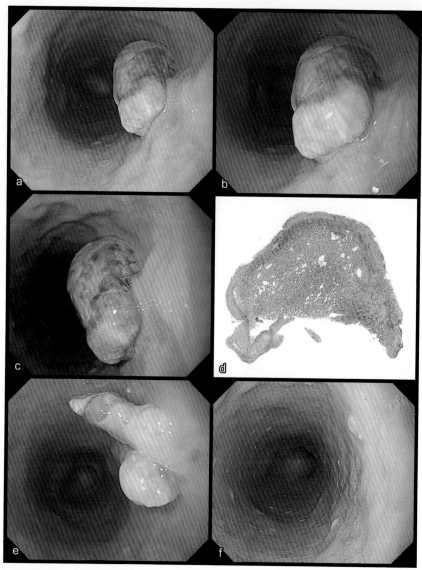

【60 余岁男性。食管化脓性肉芽肿】

a： 常规内镜所见（食管）。可见长径 20mm 左右的发红带蒂隆起型病变。此部位 1 年前还未见明显异常。

b： 病灶无紧满感。即使冲洗也难以去除顶部附着的厚白苔。

c： NBI 观察所见。未见茶褐色区域及异型血管。

d： 活检组织所见。可见炎症细胞浸润及毛细血管增生。

e： 6 个月后常规内镜所见。肿物缩小且形态发生变化。

f： 1 年后常规内镜所见。病灶消退。

Crohn 病

胃 ▶ 104 页
大肠 ▶ 下110 页

- Crohn 病（Crohn's disease；CD）是一种原因不明的慢性炎症性肠病（inflammatory bowel disease；IBD），表现为由口腔到肛门的全消化道出现非连续的全层性肉芽肿性炎及瘘管。
- 好发于 10 ~ 20 余人群，根据病变部位和程度不同，可出现腹泻、腹痛、发热、体重减轻、肛周病变、肠外病变（皮肤、关节）等多种症状。肠道病变最常见的部位是回肠、大肠（尤其回盲部）和肛周，随着肠道炎症进展，可合并狭窄和内外瘘。
- 目前本病尚无法根治，当前的治疗目的是根据病变部位、范围和病程等进行处理，以期尽早控制炎症，防止复发。

内镜所见及诊断 技巧

- 有关 CD 上消化道病变的报道大多是指胃、十二指肠病变，是日本厚生劳动省"难治性炎症性肠病调查研究"小组的诊断标准的次要表现之一。而合并食管病变的频率及形态特征则因报道而异，一篇报道指出，成人合并食管病变的发生率为 3.3% ~ 6.8%，儿童为 7.6% ~ 17.6%。
- CD 好发于中下段食管，病变的形态多为纵向排列的多发的阿弗他样糜烂、红斑、纵向走行或圆形的溃疡等（**a ~ f**）。
- 食管 Crohn 病也可存在许多微小病变，靛胭脂染色可将其清晰地勾勒出来（**b**）。虽然有重症病例形成狭窄及内瘘的报道，但一般认为 CD 的食管病变不会成为内瘘的原发病变。
- 食管病变活检到非干酪性上皮样细胞肉芽肿的阳性率低于 25%。
- 本病需与病毒性食管炎（巨细胞病毒、疱疹病毒、人类免疫缺陷病毒）、结节病、结核、反流性食道炎、嗜酸性粒细胞性食管炎、播散性真菌病、梅毒等相鉴别，应结合活检、免疫组化染色及血清学诊断等进行精查。

参考文献

De Felice KM. Crohn·s Disease of the Esophagus：Clinical Features and Treatment Outcomes in the B-ologic Era. Inflamm Bowel Dis 2：2106-2113, 2015.

（班目 明，国崎 玲子）

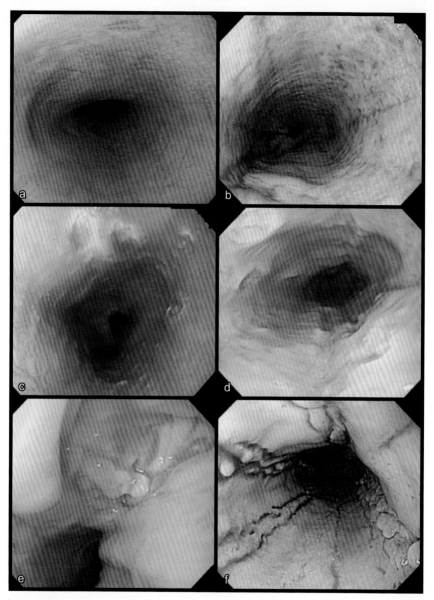

【Crohn 病】

　a：常规内镜所见。食管中段可见散在长径 2mm 左右的红斑。

　b：靛胭脂染色所见。食管上~下段可见多发微小红点及小凹陷，呈纵向排列。

　c：食管中段可见散在纵向延伸或类圆形溃疡。

　d：食管中~下段可见活动性的圆形或纵行向延伸的溃疡。

　e：深在的纵向溃疡，局部可见肌层显露。

　f：食管中~下段可见 6 条纵向溃疡性病变，边缘可见部分铺路石样隆起。

Behçet 病

大肠 ▶ ⬇ 130 页

- Behçet 病（Behçet disease；BD）为原因不明的难治性炎症性疾病，多见于东亚、中亚等地区，而在欧美地区较为罕见。遗传学上提示 HLA-B51 或与本病发病有关。本病主要症状为口腔黏膜的复发性阿弗他样溃疡、眼部病变、皮肤病变及阴部溃疡。回盲部出现特征性溃疡（圆形穿凿性溃疡）的特殊类型 BD 被认为是肠道 BD，此型以腹痛、体重减轻、腹泻、发热等为主诉，也有因穿孔、腹膜炎而进行手术的重症病例。
- BD 的消化道病变不仅局限于回盲部，还可见于大肠、小肠、食管、胃等在内的整个消化道，食管存在病变时可出现上腹部痛、吞咽困难、吞咽疼痛、烧心等症状。

内镜所见及诊断 技巧

- 口腔内阿弗他样溃疡是 BD 的主要症状之一。从口腔内到咽喉部的阿弗他病变极为常见，故内镜插入时对咽喉部的观察极为重要。
- 关于病变在食管内的分布：从食管入口部正下方到食管胃结合部正上方的任何部位都可出现病变。
- 内镜下特征性的病变为细小的阿弗他样改变、糜烂（**a**）以及圆形·卵圆形的溃疡，有时可见周围无炎症或伴有轻微炎症的孤立性穿凿性溃疡（**b**），但有时也可见多发性病变（**c**）。
- 本病有时还会出现纵向走行倾向的溃疡，此时与 Crohn 病（Crohn's disease；CD）难以鉴别。不过，与 BD 的食管病变相比，CD 的食管病变多位于在食管中下部，且溃疡周围的炎症表现较明显。
- 使用染色内镜时，可以评价常规内镜难以观察到的微小病变（**d**）。
- 病理学上可见非特异性炎症细胞浸润，但未见肉芽肿、透壁性炎症（transmural inflammation）等 Crohn 病特异性表现（**e**）。内镜下有时也需与巨细胞病毒（cytomegalovirus；CMV）（**f**）和疱疹病毒（**g**）引起的食管炎进行鉴别，必要时委托病理医生进行免疫组化染色加以鉴别。

（长沼 诚，下田 将之）

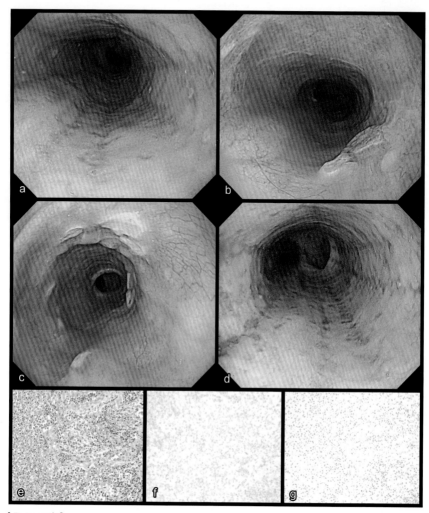

【Behçet病】
　a：常规内镜所见（食管中段）。可见微小的圆形糜烂、小溃疡。
　b：可见周围不伴有炎症、孤立的圆形穿凿性溃疡。
　c：可见多发圆形小溃疡。
　d：食管BD的靛胭脂染色所见。可见多发微小的糜烂性病变。
　e：病理组织所见（×200）。未见肉芽肿，但可见非特异的炎症细胞浸润。
　f, g：免疫组化染色所见（×200）。未见CMV（f）及疱疹病毒（g）染色阳性的细胞。

Cowden 综合征

胃 ▶ 188 页
大肠 ▶ ⊤ 226 页

- Cowden 综合征是伴有颜面部多发性丘疹（外毛根鞘瘤）、四肢末端角化性丘疹、口腔黏膜乳头状瘤的消化道息肉病。
- 本病是以全消化道（含食管）多发错构瘤性息肉为特点的常染色体显性遗传性疾病，作为致病基因之一，位于第 10 号染色体的 phosphatase and tensin homolog〔*PTEN* 基因（抑癌基因）（阳性率 80%）〕的突变可能导致本病发生。
- 本病息肉恶变较少，但往往合并乳腺癌、甲状腺癌、子宫内膜癌等肠道外恶性肿瘤，此为本病的一大特征，故在诊断本病后需要进行针对恶性肿瘤的全身检查，之后也必须进行定期的肿瘤监测随访。
- 颜面部的外毛根鞘瘤、四肢末端角化性丘疹及口腔黏膜的乳头状瘤等病变，加上全身脏器的肿瘤性病变，构成本病的诊断标准。
- 本病患病率 1/20 ~ 25 万人，日本国内的患者数量有 500 ~ 600 人。

内镜所见及诊断 技巧

- 息肉遍及食管、胃、小肠、大肠乃至整个消化道，尤其是如 **a** 所示的食管白色扁平息肉病为本病的特征性表现。
- 碘染色可见边界清晰的褐色调浓染区（**b**），内部可见点状的不染区（**c**）。由于增生的棘细胞引起黏膜上皮的肥厚性变化，使得血管透见性下降，故 NBI 放大观察息肉部几乎观察不到血管增生（**d**）。另外，息肉表面可见微细颗粒。非息肉部（息肉之间的黏膜）可见上皮乳头内毛细血管襻（IPCL）延长，但血管没有扩张、蛇行、口径不一等不规则表现（**e**）。
- 病理组织学上可见类似于增生的糖原棘皮症（glycogenic acanthosis）的表现（**f**，**g**）。
- 本病需要与家族性腺瘤性息肉病、幼年性息肉病、Peutz-Jeghers 综合征等的消化道息肉病相鉴别。发现上述特征性食管病变时要警惕 Cowden 综合征的可能性，需进一步寻找有无多发性丘疹、四肢末端角化性丘疹、口腔黏膜乳头状瘤及 *PTEN* 基因变异等，以明确诊断。

参考文献
· 山口直之，他. 過誤腫性ポリポーシスの拡大観察. 胃と腸 45：2093-2100, 2010.

（山口 直之，中铺 卓）

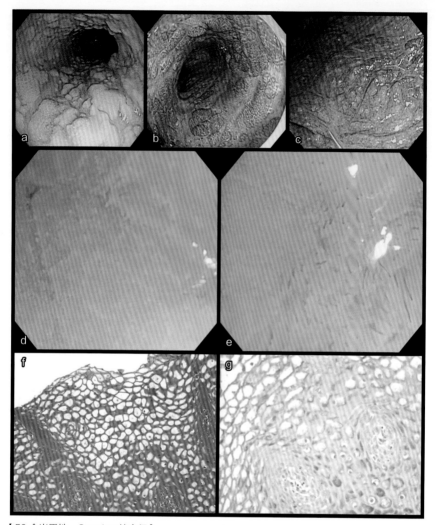

【50 余岁男性。Cowden 综合征】

a：常规内镜所见。食管可见多发白色无蒂性扁平隆起。

b：碘染下可见边界清晰的褐色浓染区。

c：内部可见点状的不染区。

d：NBI 放大观察所见（息肉部）。由于黏膜的肥厚性变化使血管透见性下降，扁平隆起处的增生血管几乎无法观察，隆起表面可见微细颗粒。

e：NBI 放大观察所见（非息肉部：息肉之间的黏膜）。可见 IPCL 延长，但血管扩张、蛇行、口径不一等不规则表现均未见到。

f：息肉部的病理组织所见（活检 HE 染色标本）。

g：息肉部的病理组织所见（活检 PAS 染色标本）。复层鳞状上皮肥厚，可见胞浆明亮的上皮细胞，PAS 染色强阳性，呈现类似于糖原棘皮症的表现。

结核

大肠 ▶ 下84页

- 食管结核是结核杆菌感染食管黏膜所致的一种疾病，即使在肺外结核中也属于极为少见的疾病。
- 根据感染途径的不同，可大致分为直接浸润食管的原发性食管结核（直接接触结核性物质、咽喉结核的直接延续性蔓延）和经由相邻器官及淋巴结侵犯而来的继发性食管结核（支气管周围或纵隔内干酪样淋巴结的破入、脊柱冷脓肿的破入、肺结核性空洞的破入、粟粒性结核的播散等）。其中以气管旁·纵隔内淋巴结的压迫、粘连、破溃而引起的继发性感染居多，常发生于胸部中段食管，尤其是气管分叉附近。
- 从病灶或引流区淋巴结中发现结核杆菌或干酪样肉芽肿即可确诊。

内镜所见及诊断技巧

- 内镜下特征性表现为：肿大淋巴结压迫和粘连形成的黏膜下肿瘤样隆起（a～c）、结核性淋巴结炎的破溃·侵犯所致的边缘平滑隆起的溃疡以及形成通向食管外的瘘管（d）。
- 当本病呈现出 2 型进展期癌样形态或黏膜下肿瘤样隆起形态时，需与食管癌、恶性淋巴瘤等肿瘤性病变相鉴别，需详细观察边缘隆起的表面并确认溃疡边缘有无不规则表现。
- 淋巴结的炎症程度和脓液的排出，有时会在较短时间内造成病灶形态的消长。故病灶形态随时间的消长变化，是有助于本病诊断及与肿瘤鉴别的一大特点。
- 组织学表现为食管各处可见伴有淋巴细胞浸润的干酪样肉芽肿（e，f），但活检、培养、聚合酶链式反应（polymerase chain reaction；PCR）法等检出率不高。另外，结核菌素试验及 γ 干扰素释放试验（interferon-gamma release assay；IGRA）也可辅助诊断。因此，熟悉本病的特征性内镜表现并据此进行诊断非常重要。

参考文献
· 高木靖寛，他. びらん·潰瘍·陥凹を示す病変の特徴と鑑別. 胃と腸 51：197-205, 2016.

（小野 陽一郎）

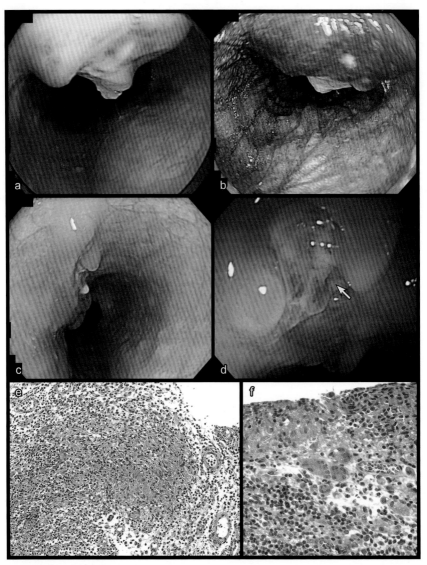

【30 余岁男性。食管结核】

a： 常规内镜所见（食管，初检）。距门齿 28cm 的前壁可见表面伴有厚白苔的黏膜下肿瘤样隆起。

b： 碘染色所见。隆起表面被覆平滑黏膜，呈碘浓染。

c： 常规内镜所见（食管，2 周后复查）。隆起变得低平，白苔减少，可见病变表现随时间消长而变化。

d： 常规内镜所见（食管，侧视镜观察）。溃疡的边缘相对规则且清晰。溃疡内可见疑似瘘管开口的凹陷（⟹）。

e, f： 活检组织所见（HE 染色）。溃疡底部活检的组织中，虽未见干酪样肉芽肿，但可看到结核特征性的具有融合倾向的上皮样肉芽肿（**e**）。部分也可见多核巨细胞（**f**）。

SSBE/LSBE

- Barrett 黏膜是由胃食管反流病引起的从胃延伸至食管的连续柱状上皮。在组织学上，日本标准不强调是否伴有肠上皮化生（欧美标准强调必须在组织学上证明存在肠上皮化生）。
- 在日本，食管胃结合部（胃和食管的内镜下边界）的判断标记为：①食管下段栅栏样血管的下缘；②胃纵向皱襞的上缘。
- 国际上将 Barrett 食管长度（cm）记录为 C（柱状上皮环周部分的长度）及 M（柱状上皮延伸部分的最大长度）。
- 在日本，全周性 Barrett 黏膜超过 3cm 以上的情况属于长段 Barrett 食管（LSBE）。除此之外，定义为短段 Barrett 食管（SSBE）。
- Barrett 食管的临床病理学定义是：①柱状上皮下可见食管固有腺（黏膜下层）及其导管（黏膜层）；②柱上皮内的鳞状上皮岛；③柱状上皮下有黏膜肌层的双重结构。

内镜所见及诊断技巧

- 在日本，大部分癌是在 SSBE 的基础上发生的。故首先需要在内镜下确认食管胃结合部。
- 食管胃结合部属于生理学上的狭窄部位，容易受到蠕动、括约肌收缩和心跳的影响。因此，为了保证良好的视野及准确对焦，可使用不影响心搏动的镇静剂（胰高血糖素®）或安装透明帽进行观察。
- 嘱患者深吸气时进行观察非常重要。此时腹腔内和纵隔内形成压力差，胃贲门部可向食管侧移动，可见完整的环周鳞上皮交界，Barrett 食管的诊断也变得容易。
- Barrett 食管具有伴发于滑脱型食管裂孔疝的趋势。进镜难以诊断 Barrett 食管时，胃内反转观察若能在疝囊内观察到食管下段栅栏样血管，则有助于 Barrett 食管的诊断。
- 进行放大观察时须留意内镜注气量（少量为宜），首先用弱~中等放大倍率观察表面微细结构（mucosal pattern）。若存在重点关注区域（黏膜纹理不规则、消失等），则上调放大倍率观察微血管结构（vascular pattern）。

（乡田 宪一）

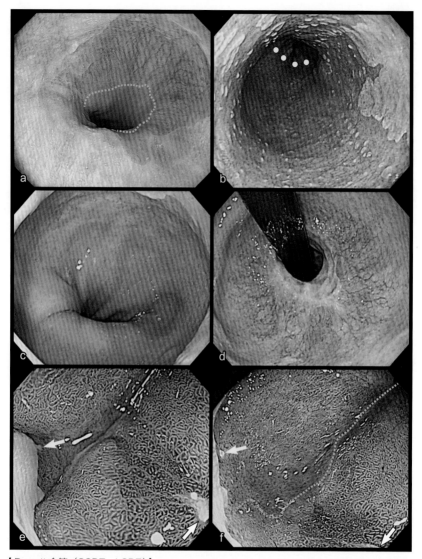

【Barrett 食管（SSBE，LSBE）】

a： 常规内镜所见（吸气时）。诊断考虑 SSBE（C0M0.6）。·····处为食管下段栅栏样血管的下缘。

b： 常规内镜所见。LSBE（C4M4）内可见多发的白点状鳞状上皮岛。○处为胃黏膜皱襞的上缘。

c： 常规内镜所见（正镜观察）。疝囊内无法明确 Barrett 食管的存在。

d： 常规内镜所见（疝囊内反转）。可见环周的食管下段栅栏样血管，诊断为 SSBE（C0.5M1）。

e： NBI 观察所见（弱～中等放大）。减少空气量后，可在大范围内观察到准确对焦的表面结构（mucosal pattern）。⇨处为鳞状上皮岛 A；⇨处为鳞状上皮岛 B。

f： NBI 观察所见（弱～中等放大）。若注气后，则·····左上方的区域黏膜纹理变得不清晰，同时也无法准确对焦。

Barrett 食管癌

- Barrett 食管可分为短段 Barrett 食管（SSBE）和长段 Barrett 食管（LSBE），在此背景上发生的癌称为 Barrett 食管癌（腺癌）。本病多见于欧美，日本虽然少见，但据近年日本食管癌登记数据显示，其发病率略有增加。

- 根据 Desai 等于 1966—2011 年的 meta 分析（Gut 2012）显示，Barrett 食管的癌变率为每年 0.33%。而 Pohl 等的报告（Gut 2016）显示 LSBE 的癌变率为 1/450，SSBE 的癌变率为 1/3440。

- 癌变的危险因素有：男性、白色人种、胃酸·胆汁反流、吸烟、肥胖、高龄、结肠癌、Barrett 食管的长度等。而 PPI、NSAIDs、阿司匹林及他汀类药物则有抑癌作用。

内镜所见及诊断 技巧

- 发生在 LSBE 背景上的癌与发生在 SSBE 背景上的特点不同。

- SSBE 腺癌的好发部位多在 0～3 点钟方向（**a**），色调发红，大多为隆起型病变。由于食管腹段鳞柱交界处（SCJ）通常处于闭合状态，故需通过深吸气使其充分伸展后观察。

- 而 LSBE 腺癌可发生于任何方向，且往往多发。肉眼形态不仅表现为隆起，也有不少呈 0-Ⅱb 型样进展，故需仔细观察周边黏膜。

- 病灶在白光下色调发红，NBI 下呈现茶褐色区域。NBI 放大观察重点关注表面结构和血管结构。表面结构方面应注意有无不规则的小凹样结构及绒毛样结构，有无大小不同、密度增高等异常表现；血管结构方面应关注有无口径不同和走行不规则的异常血管（**c**）。当胃酸反流而干扰诊断时，可用 PPI 消炎后再行检查。

- 另外，与 SCJ 相接的 Barrett 食管癌多可出现口侧鳞状上皮下进展，此时需仔细观察有无鳞状上皮色调变化、小孔（**d**）、异常血管出现、黏膜下肿瘤（SMT）样隆起等征象。

- 《食管癌诊疗指南》指出，浸润深度不超过 T1a-LPM 的 Barrett 食管癌是内镜下治疗的适应证，但 Ishihara 等的研究（J Gastroenterol，2017）发现，大小 <3cm、深度不超过 T1b-SM（500μm 以下）的分化癌几乎没有淋巴结转移，有望成为今后的扩大适应证。

参考文献

· 小山恒男，他. 表在型 Barrett 食管癌的侧方进展范围诊断. 胃与肠 51：1322-1332，2016.

（高桥 亚纪子·小山 恒男）

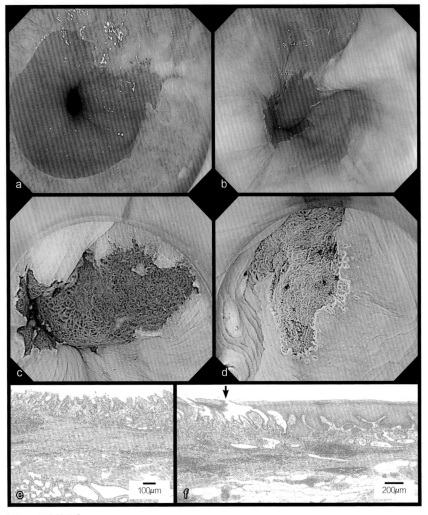

【Barrett 食管癌】

a： 白光（white light imaging；WLI）所见。SSBE 内 2 点钟方向可见黏膜发红。深吸气时 SCJ 充分伸展，可观察到病变全貌。

b： 通常 SCJ 处于闭合状态，无法观察病灶全貌。

c： NBI 放大观察所见。可见大小不同及不规则的绒毛样结构密集分布，诊断为 tub1。与背景黏膜的绒毛状结构分界清晰。

d： 癌的口侧接连 SCJ，可见鳞状上皮处的小孔，提示有鳞状上皮下进展。

e： 病理组织所见。柱状上皮（腺癌）下方可见食管固有腺，明确为 Barrett 黏膜。腺管排列不规则，细胞核大小不一、极性紊乱，诊断为 tub1。

f： 口侧的鳞状上皮下可见癌腺管与其开口（➡），符合鳞状上皮下进展。

胃 ▶ 124, 162 页
小肠 ▶ ⊤ 44, 46 页
大肠 ▶ ⊤ 164, 178, 180, 206 页

炎性息肉

- 食管胃结合部病变中，除了来源于食管鳞状上皮和胃上皮成分外，还来源于 Barrett 食管成分。随着食管胃结合部腺癌及胃食管反流病（gastroesophageal reflux disease；GERD）相关疾病的增加，此部位疾病谱也在不断变迁。其中，呈现为息肉样形态的 Barrett 食管癌及炎性息肉近年来备受关注。
- 炎性息肉多见于反复发生反流性食管炎（GER）的病例，有些也可在息肉基底部见到反流性食管炎。息肉的表面结构变得粗大，许多情况下不容易与 Barrett 食管腺癌、贲门癌以及受炎症影响的胃底腺息肉和增生性息肉相鉴别。

内镜所见及诊断 技巧

- 在诊断食管胃结合部的病变时，食管裂孔疝的存在有时会成为很大的干扰因素。尽管俯视或反转观察等操作通常需要处于良好的视野下进行，但心脏搏动、呼吸运动、食管蠕动收缩等会妨碍内镜观察，因此有时需要借助透明帽等手段进行观察。
- 临床上炎性息肉与隆起型 Barrett 食道癌的鉴别最为重要。与 Barrett 食管癌一样，炎性息肉也好发于前壁到右侧壁，这一点需引起注意。通常内镜下可见明显发红的息肉，表面多形成糜烂，上皮缺损处有时也有纤维蛋白渗出（**a，e**）。
- 病理组织下特征性表现为：小凹上皮的增生性变化、弥漫性炎症细胞浸润及肉芽样间质（**d**）。
- 在 NBI 内镜观察中，可见扩张的 pit，小凹间区多可见密集的微血管，但血管口径较为一致，且白区（white zone）的宽度也比较均匀，没有提示异型性病变的表现（**b，c**）。在难以与异型性病变鉴别时，也可先服用 2 周左右的抑酸药抑制胃酸反流，炎症减轻后观察可使病灶的判断变得更为清晰简单。另外，长期服用抑酸药也可使部分息肉消退（**f**）。

参考文献
· 天野祐二，他. 食管胃結合部ポリープの診断と対応. 消内视镜 27：59-67, 2015.

（天野 祐二）

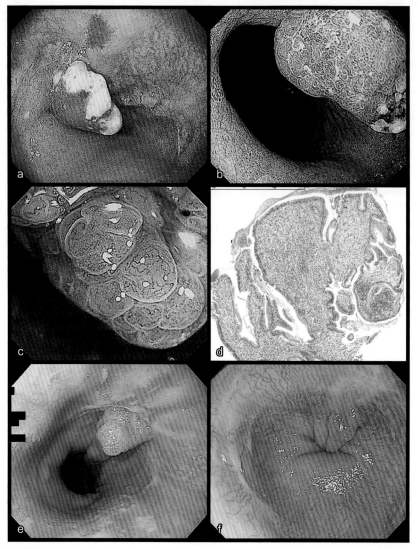

【炎性息肉】

a： 食管内镜所见。食管胃结合部前壁近右侧壁可见发红的炎性息肉，表面一部分可见厚白苔附着。另外，其口侧食管可见反流性食管炎。

b： NBI 观察所见。可见扩张、大小不等的类圆形 pit pattern。

c： NBI 放大观察所见。white zone 的宽度均匀一致，小凹间区观察到的 vascular pattern 也没有明显的口径不一，无恶性表现。

d： 病理组织可见小凹上皮增生性变化、弥漫性炎症细胞浸润、肉芽样间质所构成的炎性息肉表现，表面可见出血、糜烂。

e： 食管内镜所见。另一病例。位于食管胃结合部前壁~右壁的隆起型病变，伴有与胃相延续的粗大皱襞。表面可见扩张的 pit pattern，具有增生性改变，考虑为炎性息肉。其口侧食管具有反流性食管炎表现。

f： 给予 PPI 治疗 6 个月后该病变的内镜表现。可见息肉明显消退，反流性食管炎也得以治愈。

食管胃结合部癌

- 食管胃结合部诊断标准：日本基于西满正的分类，将食管胃结合部（esophagogastric junction；EGJ）癌定义为发生于 EGJ 上下 2cm 以内的癌肿。《胃癌处理规约（第 15 版）》将内镜下栅栏样血管的下缘定义为 EGJ。若栅栏样血管无法辨认时，可将胃的纵向皱襞口侧终末端作为 EGJ。若内镜能明确栅状血管下缘，则从此开始上下 2cm 范围以内出现的癌肿可诊断为食管胃结合部癌。

- 相比胸下段食管癌或胃上部癌，食管胃结合部区域的癌具有截然不同的淋巴结转移模式，因此在选择手术术式，尤其是切除清扫淋巴结方面需要特别处理，这也是将此区域独立出来的原因所在。

内镜所见及诊断 技巧

- 右侧参考病例在白光内镜下无法清晰分辨栅栏样血管，但可确认来自胃侧的纵向皱襞末端，据此可判断病变位于食管胃结合部。病变的中心位于结合部，口侧的一部分延伸进入鳞状上皮侧，为 Ⅱa + Ⅱc 病变（**a**）。

- 靛胭脂染色后隆起部分变得清晰（**b**）。NBI 放大观察病变的肛侧，凹陷区域的边界线清晰可见，其内的血管结构不清，但腺体结构大小不同。在凹陷的肛侧也可看到扩大的白区，提示隆起部分也属于癌（**c**）。

- 切除标本中，碘染清晰地勾勒出鳞状上皮区域和腺上皮区域的边界。红线处为高分化~中分化管状腺癌（**d**）。浸润深度为 pT1a（M），但黏膜肌层中可见脉管侵犯。由于未见柱状上皮下的食管固有腺及柱状上皮内的鳞状上皮岛，因此无法明确 Barrett 食管的存在，因病灶口侧附近可见栅栏样血管，故诊断为食管胃结合部癌。

参考文献

[1] 日本胃癌学会（編）. 胃癌取扱い規約，第 15 版. 金原出版，2017.
[2] 日本食管学会（編）. 臨床·病理 食管癌取扱い規約，第 11 版. 金原出版，2015.

（藤崎 顺子）

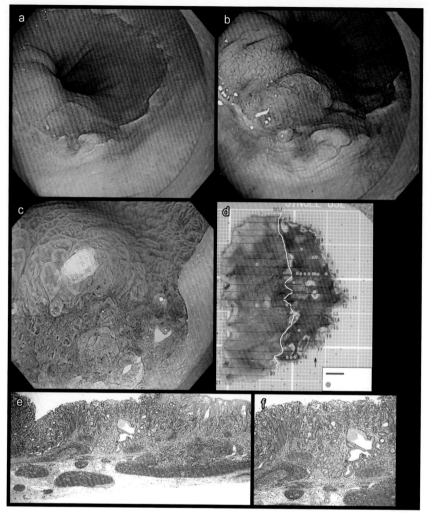

【食管胃结合部癌】

- **a**：常规内镜观察所见。食管胃结合部 6 点方向可见形成凹陷的、发红的 0-Ⅱa+Ⅱc 病变。背景未见明确的 Barrett 黏膜，同时未见栅栏样血管。
- **b**：靛胭脂染色所见。边界清晰，病灶口侧一部分进展至鳞状上皮下，肛侧也伴有黏膜隆起。
- **c**：NBI 放大观察所见（病变肛侧）。凹陷部可见大小不一的不规则结构，边缘可见大型的白区。
- **d**：ESD 切除标本肉眼所见。红线标识的部位为腺癌。肿瘤横跨碘染阳性的食管鳞状上皮区域及阴性的胃侧黏膜（E=G）。0-Ⅱa+Ⅱc，16mm×10mm，tub1，pT1a（M），pUL（0），pLy1，pHM0，pVM0。
- **e**：病理组织全貌。（切片 #10）。可见局限于黏膜内的病变。未见黏膜肌层的双层化、柱状上皮下的食管固有腺以及柱状上皮内的鳞状上皮岛，因此病理学上无明确 Barrett 食管的依据，故诊断为食管胃结合部癌。
- **f**：病理组织所见（高倍放大）。伴有部分异常吻合分支的高分化～中分化管状腺癌，可见脉管侵犯。

鳞状细胞癌（隆起型 0-I）

咽部 ▶ 2页
食管 ▶ 53, 55, 57, 59, 65 页

- 食管癌包括鳞状细胞癌、基底细胞样癌、未分化癌、腺样囊性癌、腺鳞癌、黏液表皮样癌、癌肉瘤、腺癌等，其中鳞状细胞癌占 89.5%。
- 根据《食管癌处理规约（第 11 版）》，0 型食管癌是指"癌浸润深度不超过黏膜下层，不论有无淋巴结转移"。0 型食管癌中，隆起型约占 10.4%。
- 隆起型（0-I 型）是指高度超过 1mm 的隆起，结合高度及基底的宽度可进一步分为 2 个亚类：高度比宽度更醒目的带蒂或亚蒂病灶属于有蒂性（0-Ip 型），基底宽度比高度更醒目的病灶属于无蒂性（广基性）（0-Is 型）。
- 0-I 型病灶多为黏膜下癌，但部分也可为黏膜内癌。

内镜所见及诊断 技巧

- 发现病灶时，要使管腔充分伸展后再观察病灶形态，从而明确大体形态。
- 高度 >1mm 的 0-I 型隆起型病变在内镜下一眼就给人一种直观的高耸感。隆起的观察要点是：①大小；②形态（高度和基底宽度）；③表面性状（癌是否露头，是否被覆上皮）；④有无形成糜烂溃疡。
- 带蒂的 0-Ip 型病变（**病例1，a，b**）在 0-I 型病变中占比较少，此型可见于鳞状细胞癌及癌肉瘤。0-Ip 型病变中有些病例即使体积较大，浸润深度也往往较浅，深度可能仅达黏膜固有层。
- 无蒂 0-Is 型病变有 2 种亚型：病变表面有癌露头（**病例2, c~e**）的亚型居多；表面被覆正常上皮呈现黏膜下肿瘤形态的亚型（**病例3, f~h**）则包含低分化鳞状细胞癌、未分化癌与基底细胞样癌等，容易发生血行转移。
- 0-I 型病灶大部分为黏膜下癌，但其中部分病例难以判断癌灶属于单纯挤压固有肌层还是浸润固有肌层。对病变浸润深度的诊断，除常规观察、放大观察之外，超声内镜检查也有一定价值。

参考文献

Tachimori Y, et al. Comprehensive Registry of Esophageal Cancer in Japan, 2012. Esophagus 16: 221-245, 2019.

（门马 久美子）

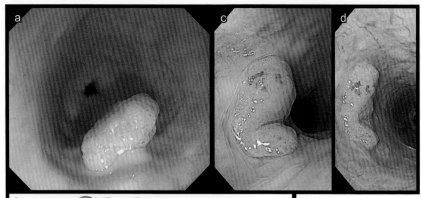

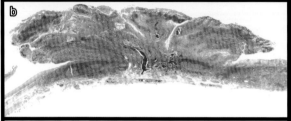

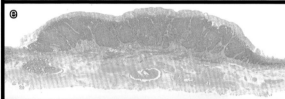

【病例 1：80 余岁男性。鳞状细胞癌，隆起型（0-Ⅰp型）】

a： 常规内镜所见。隆起表面可见颗粒状凹凸不平。

b： 病理组织所见。隆起大小约 11mm×10mm。部分鳞状细胞癌轻度浸润黏膜肌层。pT1a-MM，ly0，v0。

【病例 2：60 余岁女性。鳞状细胞癌，隆起型（0-Ⅰs型）】

c, d： 常规内镜观察（c：伸展不充分，d：伸展充分）。隆起处伸展性良好，隆起的高度也随之变低。

e： 病理组织所见。大小约 16mm×14mm，极少部分鳞状细胞癌累及黏膜肌层浅层，pT1a-MM，ly0，v0。

【病例 3：60 余岁男性。低分化鳞状细胞癌，隆起型（0-Ⅰs型）】

f： 常规内镜所见。隆起处大部分被上皮覆盖，仅中央发红凹陷处有癌显露。

g： NBI 放大观察所见。凹陷处可见 Type B2 和疑似 Type B3 的粗大血管。

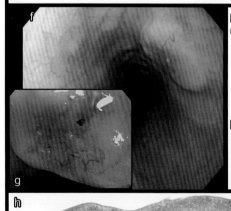

h： 病理组织所见。大小约 9mm×7mm×2.5mm。低分化型鳞状细胞癌，pT1b-SM2 以深（浸润至黏膜肌层以下 800μm），ly0，v1。

鳞状细胞癌
（浅表隆起型 0-Ⅱa）

咽部 ▶ 2 页
食管 ▶ 51, 55, 57, 59, 65 页

- 浅表隆起型（0-Ⅱa）病灶的隆起高度不足 1mm，外观发白或稍发红，但绝大多数呈现为白色隆起。
- 食管癌由上皮基底层开始发育，此时多呈现 0-Ⅱb 的肉眼形态。源于基底层的癌一边扩展至上皮全层，一边浸润黏膜固有层，此过程中病灶的肉眼形态逐渐转变成 0-Ⅱc 或 0-Ⅱa。
- 红色隆起的高度往往能反映其浸润深度。而白色隆起的表面主要为角化成分，其特点是即使隆起较高，浸润深度也较浅。大多 0-Ⅱa 癌浸润深度仅达黏膜固有层，但其中也存在部分浸润至 T1a-MM / T1b-SM1 的病例。

内镜所见及诊断 技巧

- 对于浅表隆起型（0-Ⅱa）病灶，白光观察（**a**）首先应判断其色调，随后观察病灶隆起的高度、凹凸是否规则、随吸气送气产生的形变等。白光观察对病灶浸润深度的判断极为重要。
- NBI 和 BLI 可强化显示病灶的颜色变化及血管网变化，通过茶褐色区域的范围判断病灶的边界。
- NBI 放大观察（**c**）若发现具有"扩张、蛇行、口径不同、形状不一"4 种特征的襻状血管（日本食管学会分类 B1），则考虑病变浸润深度达 T1a-EP/LPM；若发现某区域存在难以维持襻状结构的血管，则需怀疑该处存在黏膜肌层以深的浸润（T1a-MM/T1b-SM1）。
- EUS（超声内镜）（**d**）可能有助于判断 0-Ⅱa 这种具有隆起成分的病变的浸润深度。
- 0-Ⅱa 病灶中的癌细胞几乎取代整个上皮层，导致富含糖原的棘细胞和颗粒细胞层消失，从而造成卢戈氏碘液的不染（**b**）。

参考文献

松浦倫子, 他. 食管表在癌における拡大内視鏡による T1b-SM2 診断の現状と課題. 胃と腸 53: 1394-1403, 2018.

（河野 光泰）

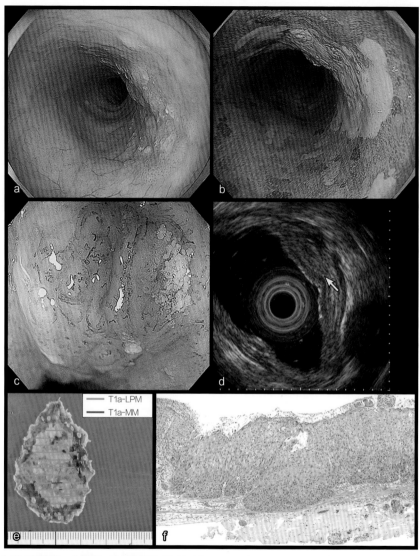

【70 余岁男性。食管癌，浅表隆起型（0-Ⅱa）】

a： 常规内镜所见。右侧壁可见环 1/2 周的平坦隆起型病变（0-Ⅱa）。

b： 碘染色所见。可见与隆起分布一致的不染区。

c： NBI 放大观察所见。隆起部周边伴有角化，可见 B1、B2 血管混合存在。

d： EUS 所见。黏膜肌层完整（➡），浸润深度为 cT1a-MM/T1b-SM1。

e： 切除标本的肉眼所见。大小 32mm×28mm，0-Ⅱa，pT1a-MM，ly1，v0。———处的浸润深度达 T1a-LPM，———处的浸润深度达 T1a-MM。

f： 病理组织所见。癌的极小部分紧邻黏膜肌层，深度达 pT1a-MM。

鳞状细胞癌
（浅表平坦型 0-Ⅱb）

咽部 ▶ 2页
食管 ▶ 51, 53, 57, 59, 65页

- 浅表平坦型（0-Ⅱb）为肉眼上无明显隆起和凹陷，仅表现为色调改变及血管网改变的病变。
- 食管癌源于上皮基底层，多数癌在此阶段呈现0-Ⅱb形态。当癌局限于基底层时，黏膜表面完全没有凹凸不平感，理论上碘染色也不会出现不染，故极难发现癌的存在。
- 通常起源于基底层的癌一面向上皮全层扩展，一面向黏膜固有层浸润，此过程中0-Ⅱb形态会逐渐发展为0-Ⅱc或0-Ⅱa形态。
- 由于0-Ⅱb病灶为食管癌的初期表现，故大部分为上皮内癌。

内镜所见及诊断　技巧

- 由于浅表平坦型（0-Ⅱb）仅呈轻度的色调改变和血管网变化，因此白光观察（**a**）难以辨认出病灶。
- 0-Ⅱb病灶在内镜窄带成像（narrow-band imaging；NBI）及蓝激光成像（blue-laser imaging；BLI）下可被强调成茶褐色区域，有助于识别。
- NBI观察（**c**）下呈现茶褐色区域的原因除了扩张·蛇行的上皮乳头内毛细血管襻（intra-papillary capillary loop；IPCL）密度增高外，还与异常血管间的上皮色调改变有关，即背景黏膜色（background coloration；BC）。BC作为癌·非癌的诊断指标被广泛应用。有报道指出，在血管诊断的基础上判断有无BC的存在可明显提高癌的正确诊断率。
- NBI放大观察（**d**）虽然可见襻状异常血管（日本食管学会分类B1），但其中也有血管变化轻微，活检组织诊断为上皮内瘤变的情况。
- 癌细胞几乎取代整个上皮层的0-Ⅱb病灶，由于其富含糖原的棘细胞层和颗粒细胞层消失，使得卢戈氏碘液无法着色。
- 浅表平坦型（0-Ⅱb）多半为上皮内癌（**e，f**），属于内镜下治疗的适应证。

参考文献

Kanzaki H, et al. Histological features responsible for brownish epithelium in squamous neoplasia of the esophagus by narrow band imaging. J Gastroenterol Hepatol 28: 274-278, 2013.

（福田　弘武）

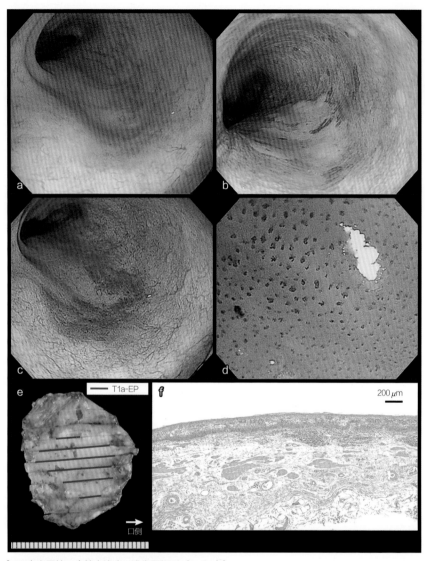

【70 余岁男性。食管表浅癌，浅表平坦型（0-Ⅱb）】

a：常规内镜所见。可见与周围黏膜无明显高度差的平坦病灶，淡红区域的周边可见血管透见消失。

b：碘染所见。可见不规则的不染区。

c：NBI 观察所见。病灶呈现不规则的茶褐色区域。

d：NBI 放大观察所见。内部可见增生的 B1 血管。

e：切除标本肉眼所见。18mm×14mm，0-Ⅱb，pT1a-EP，Ly0，V0。

f：病理组织所见。可见局限于上皮的 T1a-EP 癌。

鳞状细胞癌
（浅表凹陷型 0-Ⅱc）

咽部 ▶ 2 页
食管 ▶ 51, 53, 55, 59, 65 页

- 日本的食管癌 90% 以上是鳞状细胞癌。食管鳞状细胞癌的危险因素是饮酒和吸烟，两者并存会进一步增加患病风险。
- 《食管癌处理规约（第 11 版）》将肉眼估计癌肿浸润深度在黏膜下层以内的定义为 0 型，其中平坦的病灶定义为浅表平坦型（0-Ⅱb），具有轻度凹陷的病灶定义为浅表凹陷型（0-Ⅱc）。
- 食管癌起源于上皮基底层，早期呈 0-Ⅱb 形态，在癌向上皮全层扩展且向浸润黏膜固有层的过程中大多会逐渐呈现 0-Ⅱc 形态。
- 0-Ⅱc 是食管表浅癌中出现频率最高的肉眼形态。

内镜所见及诊断 技巧

- 浅表凹陷型（0-Ⅱc）病灶除有轻度的色调改变和血管网变化外，还呈现轻微的凹陷。
- 如果加以仔细观察，多数病灶可在白光下识别，即使白光难以辨认的 0-Ⅱc 病灶也可在 NBI 及 BLI 下呈现为茶褐色区域，有助于识别（a，b）。
- 过度注气使食管处于过伸展状态下进行观察往往难以发现 0-Ⅱc 病灶，而通常适当的吸气可使 0-Ⅱc 病灶易于被识别。
- 白光下（a）关注病灶的凹陷程度、凹陷内隆起及边缘的性状、草席样纹理，同时观察病变厚度及病变随空气量调整而发生的形变有助于浸润深度的判断。此外，根据日本食管学会分类，NBI 放大观察（c）也可从血管形态推测浸润深度，综合上述信息可对病灶进行评估和诊断。

（岛本 有策，石原 立）

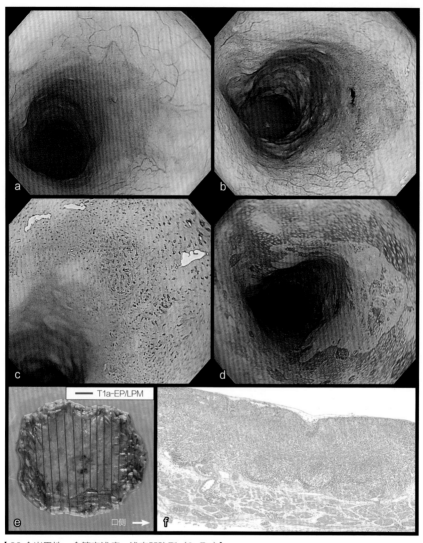

【80 余岁男性。食管表浅癌，浅表凹陷型（0- Ⅱc）】

a： 常规内镜所见。可见淡红色的凹陷型病变。

b： NBI 观察所见。白光下发红的凹陷在 NBI 下表现为清晰的茶褐色区域。

c： NBI 放大观察所见。可见襻状异常血管（B1 血管）。

d： 碘染所见。可见边界清晰的不染区。

e： 切除标本（碘染所见）。28mm×27mm，0- Ⅱc，pT1a-LPM，ly0，v0。

f： 病理组织所见。可见向黏膜固有层进展的 T1a-LPM 癌。

鳞状细胞癌
（凹陷型 0-Ⅲ）

咽部 ▶ 2 页
食管 ▶ 51, 53, 55,
57, 65 页

- 《食管癌处理规约（第 11 版）》0 型食管癌定义为"癌浸润深度不超过黏膜下层，不论有无淋巴结转移"的癌。
- 早期食管癌根据病变形态可分为隆起型（0-Ⅰ型）、浅表型（0-Ⅱ型）、凹陷型（0-Ⅲ型）3 种亚类。其中 0-Ⅲ型发病率最低，较为罕见。
- 相比 0-Ⅱc 型，0-Ⅲ型是能形成更深在溃疡的凹陷型病变，即预计凹陷底部超出黏膜肌层的病变。
- 与胃癌不同，食管癌不伴有消化性溃疡，癌就存在于凹陷型病变的底部。因此，0-Ⅲ型病变就是黏膜下层癌。

内镜所见及诊断 技巧

- 相比 0-Ⅱ型，0-Ⅲ型食管癌具有更清晰的深凹陷。凹陷边缘多伴有环堤样隆起，病变的主体为凹陷（**a**）。肉眼形态类似于小型的 2 型或 3 型进展期食管癌。病灶周边也可伴有 0-Ⅱ型的上皮内癌。
- NBI 观察可见凹陷呈现具有边界的茶褐色区域（**b**）。NBI 放大观察可见难以形成襻状结构的 Type B2 血管（**c，d**）以及高度扩张的 Type B3 血管。
- 凹陷面在碘染下表现为清晰的不染区（**e**）。凹陷周边环堤样隆起部分被覆菲薄的非肿瘤性鳞状上皮，故呈现边界不清的淡染（**e**）。
- EUS 扫查可见与表层（第 1～2/5 层）的凹陷相延续、深达黏膜下深部（第 3/5 层）的肿瘤回声（**f**）。

（前田 有纪，门马 久美子）

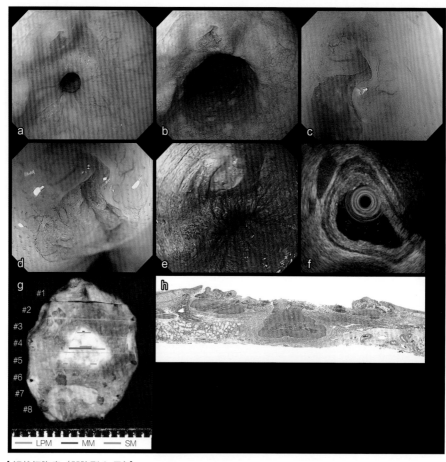

【鳞状细胞癌（凹陷型 0-Ⅲ）】

a：常规内镜所见。可见伴有边缘隆起的凹陷型病变。

b：NBI 放大观察。凹陷表现为具有边界性的淡茶褐色区域。

c：NBI 放大观察所见。口侧边缘隆起部可透见上皮下的 Type B2 血管。

d：NBI 放大观察所见。凹陷区域也可见难以维持襻状结构的 Type B2 血管。

e：碘染所见。凹陷区域明显不染，近口侧的边缘隆起处可见边界不清的淡染区。

f：EUS 所见（20MHz，细径探头）。可见与表层凹陷相延续的低回声肿块累及第 3/5 层深部。

g：病理组织复原图。大小 6mm×5mm，鳞状细胞癌，pT1b-SM2（500 μm），ly0，v0，pHM0，pVM0。

h：病理组织所见。凹陷中央部约 1.6mm 的范围出现黏膜下浸润。边缘较厚的部分可见 LPM 癌成分向外延伸。

基底细胞样癌

- 基底细胞样癌具有多样的组织学表现，恶性程度高，多与鳞状细胞癌并存。占所有食管癌的 1% ~ 4%。

- 在组织学上多可见高 N/C 比的基底细胞样小型肿瘤细胞增殖，形成条索状结构或大小不一的实性癌巢（**f**）。癌巢内外可见玻璃（基底膜样）样物质沉积，癌巢内有时可见不规则腺样或小囊肿样结构。

- 由于肿瘤多表现出深部生长的倾向，所以在治疗前的活检中多被诊断为鳞状细胞癌。因此，对肉眼形态为隆起型的病变，应将本病作为鉴别疾病之一并进行精查。

内镜所见及诊断技巧

- 常规内镜观察下，基底细胞样癌早期呈现相对平缓隆起的黏膜下肿瘤样形态，表面被覆非癌上皮，顶部也可伴有糜烂和凹陷（**a**），且主病灶周围常伴有鳞状细胞癌的上皮内进展。

- 本病在 NBI 放大观察下无特征性表现，但有报道称可见口径差异较小的 Type B2 血管（日本食管学会分类）呈不规则树枝样或网状横行的表现，以及异常增生的血管包绕无血管区域的表现（**b ~ d**）。这些表现反映肿瘤挤压血管的生长模式，与基底细胞样癌呈实性癌巢状发育的特点相符。

- 黏膜下肿瘤样形态的病例由于表面被覆非肿瘤上皮，NBI 放大下可能无法观察到上述这些特征。另外，本病常与鳞状细胞癌混杂存在，放大内镜下观察到的表面变化可能都是鳞状上皮癌的表现，因而难以见到疑似基底细胞样癌的表现，故必须结合肉眼形态进行综合判断。

（饭塚 敏郎）

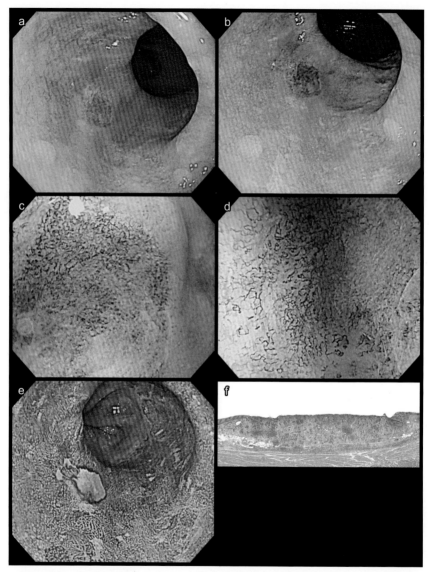

【60 余岁男性。基底细胞样癌 】

a：常规内镜所见。可见明显发红的凹陷型病变，其周围呈现平缓的隆起。

b：NBI 观察所见。可见边界清晰的茶褐色区域。

c, d：NBI 放大观察所见。可见无襻状结构、扩张的血管明显增生，各自以不规则且杂乱的形态分布着。血管密度明显升高为特征性表现。

e：碘染所见。可见边界清晰的不染区。

f：病理组织所见。可见高 N/C 比的小型肿瘤细胞增殖，形成大小不一的实性癌巢。

食管癌肉瘤

- 癌肉瘤是指上皮成分和间质成分均发生恶变而形成的肿瘤。食管癌肉瘤在所有食管恶性肿瘤中占比不到 1%，是一种罕见的疾病。
- 《食管癌处理规约（第 11 版）》将本病称为癌肉瘤（carcinosarcoma）。另外，《WHO 分类（第 4 版）》将其称为梭形细胞（鳞状细胞）癌，《WHO 分类（第 5 版）》将其称为梭形细胞鳞状细胞癌。这些术语在英文杂志中也指的是本病。
- 肿瘤形态学上的特征有助于本病诊断。
- 组织学上可见鳞状细胞癌成分和梭形或多形性肉瘤样细胞之间的移行成分，近年也有观点认为肉瘤样细胞可能起源于上皮细胞。

内镜所见及诊断 技巧

- 本病的形态学特征多为凸入食管腔内的带蒂息肉样隆起，观察到此表现应考虑本病可能。
- 典型的内镜下表现为：肉瘤样细胞形成的带细蒂的隆起型病变，其基底部可见连续分布的上皮内鳞状细胞癌。
- 隆起部分表面可伴有糜烂、白苔，也可较为平滑，有时也可呈结节状或分叶状。
- 隆起部分随着病变进展也可出现自发坏死或形成溃疡。
- 由于隆起部分由肉瘤样细胞形成，表面无糜烂或白苔附着时卢戈氏碘液可着色，故与基底部延伸的鳞状细胞癌不染区域形成对比，这也是本病的一种特征性表现。
- 有时活检取到的组织可能只有肉瘤样细胞或鳞状细胞癌成分的其中一种，为了获取准确的病理诊断，必须在充分理解肿瘤的组织学特点的基础上进行活检。

（浅海 吉杰）

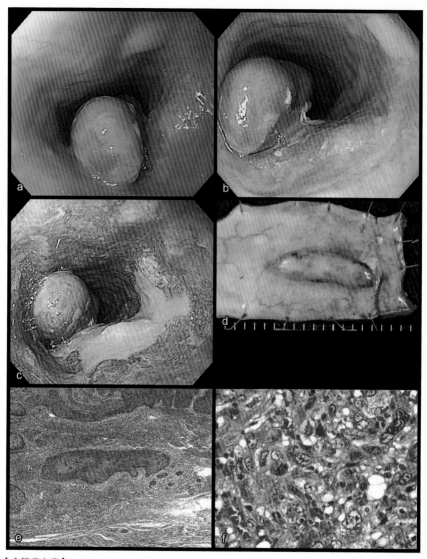

【食管癌肉瘤】
a： 常规内镜所见（食管）。可见表面平滑的有蒂隆起型病变（0-Ⅰ型）。
b： 基底部可见连续的凹陷型病变（0-Ⅱc）。
c： 卢戈氏碘液染色所见。凹陷型病变呈现清晰的不染区，而隆起部分则可见碘染。
d： 切除标本肉眼所见。
e： 病理组织所见。基底部的凹陷型病变处为高分化鳞状细胞癌。
f： 隆起部分可见间叶细胞的增生。

腺鳞癌

咽部 ▶ 2 页
食管 ▶ 51, 53, 55, 57, 59 页

- 腺鳞癌是一种特殊组织学类型的食管癌，定义为"腺癌和鳞癌成分均达 20% 以上的癌"。推测其起源于食管固有腺导管附近，发病率不足所有食管癌的 1%。

- 病理组织学上，鳞状细胞癌的上皮内癌成分多见于表层，腺癌从其基底层分化产生，置换鳞状细胞的同时浸润生长。由于腺鳞癌具有明显的深部浸润倾向，故脉管侵犯及淋巴结转移的发生率较高，预后比普通鳞癌更差。

- 此外，由于表层被覆鳞状细胞癌，故术前活检诊断为鳞癌、术后病理才最终明确为腺鳞癌的病例并不少见。

内镜所见及诊断技巧

- 常规内镜下，特殊组织学类型食管癌的肉眼形态通常表现为黏膜下肿瘤样隆起。若内镜下见到形成平缓隆起的病变，需怀疑包括腺鳞癌在内的特殊组织学类型食管癌（**a，b**）。另外，由于往深部浸润的腺癌成分形成充实性的癌巢，有时病变表面可出现明显的凹凸感。

- 由于表面被覆鳞状细胞癌，故本病在 NBI 放大观察下的表现往往与普通鳞状细胞癌相似。但有时也可见到反映腺癌成分浸润的非襻状扩张、蛇行的 Type B2 血管，以及不规则细树枝状、网格状横行的 Type R 血管（**c，d**）。另外，隆起部分可见被肿瘤血管包绕的无血管区域。

- 病灶呈现为平缓隆起且表面具有凹凸感时需考虑本病的可能。其周围多存在由鳞状细胞癌成分构成的 0-Ⅱb 样病变。即使活检无法确诊，也需要结合放大内镜检查等进行综合判断。

参考文献
· 铃木悠悟，他. 特殊組織型食管癌の拡大内視鏡診断. 胃と腸 53：1372-1382, 2018.

（铃木 悠悟）

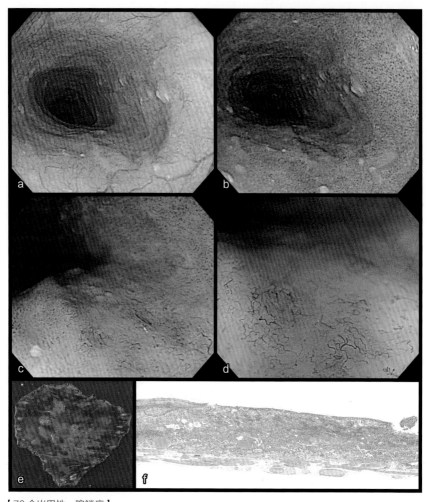

【70 余岁男性。腺鳞癌】

a： 常规内镜所见。病变具有凹凸感，局部边界不清，树枝状血管透见性减低。后壁可见平缓的褪色调隆起。

b： NBI 观察所见。可见边界稍稍不清的茶褐色区域。

c, d： NBI 放大所见。病变的口侧后壁处可见较低的隆起，此区域可见处于解襟状态、蛇行的网状 Type R 血管。

e： 碘染所见。可见边界清晰的不染区域。

f： 病理组织所见。**c, d** 区域的切片所见。表层可见鳞状细胞癌，上皮下可见具有浸润倾向的腺癌。

黏液表皮样癌

- 黏液表皮样癌多为耳鼻喉科的唾液腺来源的肿瘤，1947 年 McPeak 等首次将其作为食管癌报道，并将其称为"腺棘皮癌"。本病属于极其少见的特殊类型食管癌，比来源于唾液腺的黏液表皮样癌恶性度更高。
- 过去认为本病属于腺鳞癌的一种亚型，但《食管癌处理规约（第 10 版）》将其划分为一种独立的组织学类型。
- 黏液表皮样癌定义为"部分富含黏液的细胞（即腺癌）存在于鳞状细胞癌之内的肿瘤，通常没有明确的腺管结构。腺癌细胞有杯状细胞型和印戒细胞型，黏液有时会流入到细胞间或间质中"。
- 本病可能起源于存在于上皮下的食管固有腺及导管上皮，但也有报道提示其起源于鳞状上皮。

内镜所见及诊断 技巧

- 进展期癌在 X 线、内镜下可见高度管壁肥厚及漏斗状狭窄等以上皮下发育为主的形态学特征。
- 本病浅表癌的报道较少，但 2cm 以下病灶的肉眼形态多为浅表凹陷型（0-Ⅱc），表层被覆鳞状细胞癌，黏液表皮样癌在上皮下发育并浸润。因此，即使是凹陷型病变，初期也可具有一定厚度，这是本病的特点（**a**）。
- 碘染所呈现的不染区与黏膜面存在的鳞状细胞癌范围一致（**b**），而在 NBI 观察下则为茶褐色区域，NBI 放大观察可见鳞状细胞癌特征性的不规则血管（**c**）。
- 超声内镜（endoscopic ultrasonography；EUS）可用于确认肿瘤的厚度。笔者经手的病例在 EUS 下多表现为主要位于第 2/7 层的低回声性肿块，与第 3/7 层的界限不清（**d**）。
- 黏液表皮样癌多不显露于黏膜表面，活检多诊断为鳞癌，故准确的临床诊断必须建立在充分理解本肿瘤的病理组织学特点和谨慎操作之上（**e, f**）。

参考文献

· 江頭秀人，他. 黏液表皮样癌の 1 例. 胃と腸 46：763-770, 2011.

（平川 克哉，田边 宽）

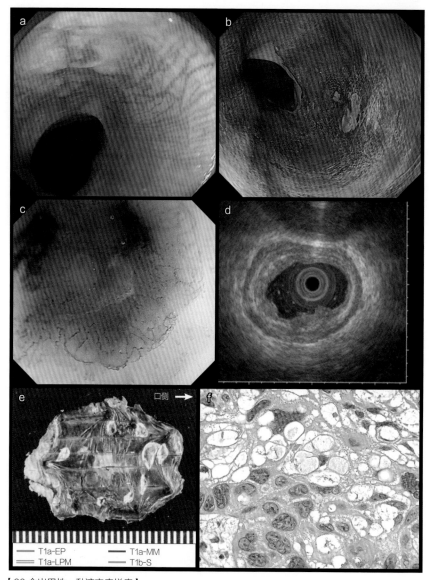

【60 余岁男性。黏液表皮样癌】
- **a：**常规内镜所见。可见发红且稍具厚度感的凹陷型病变。
- **b：**碘染所见。
- **c：**NBI 放大观察所见。凹陷面可见非襻状的不规则血管（Type B2）。
- **d：**EUS 所见（20 MHz，细径探头）。
- **e：**ESD 切除标本复原所见。0-Ⅱc，pT1b-SM1（150μm），ly0，v0。
- **f：**病理组织所见（黏膜固有层的浸润部位）。可见含有黏液的肿瘤细胞。

神经内分泌细胞癌

小肠 ▶ ⓣ 40 页
大肠 ▶ ⓣ 198 页

- 食管神经内分泌细胞癌是一种罕见的特殊组织类型肿瘤，在日本的发病率约为 0.3%。
- 病理学上分为小细胞型和非小细胞型，多为小细胞型。此外，还有并存其他癌性成分的复合型，混杂的癌性成分多为鳞状上皮癌。嗜铬粒蛋白 A、突触素、CD56（神经细胞黏附分子）等神经内分泌细胞标志物的免疫组化染色阳性是本病确诊所必需的指标。
- 形态学上多呈现上皮下生长倾向，浅表型多为 0-Ⅰ 型，进展期则多呈 1 型或 2 型。其特征是肿瘤的隆起陡峻，边缘峭立，表面被非肿瘤性上皮所覆盖。
- 神经内分泌细胞癌是生物学恶性度极高、预后不良的肿瘤。浸润深度达 T1b 的病例有时可慎重选择外科手术治疗，但浸润深度在 T2 以深的病例预后较差，应优先考虑以化疗为主的非外科综合治疗。

内镜所见及诊断　技巧

- 食管神经内分泌细胞癌起源于黏膜上皮基底层附近，并下行生长，呈现从黏膜固有层向黏膜下层以深浸润增殖的上皮下生长倾向，表面往往被覆正常鳞状上皮。
- 常规内镜观察所见的特征包括：①上皮下生长倾向；②肿瘤的隆起陡峻；③边缘峭立，肿瘤中央的凹陷及环堤边缘被非肿瘤上皮所覆盖；④肿瘤溃疡基底被覆稀薄坏死组织，相对较平滑；⑤可伴有鳞状细胞癌的上皮内进展。上皮下生长型病变在碘染色下往往可着色，但在伴有鳞状细胞癌上皮内进展的复合型病例中，可见与主病灶相连续的碘不染区域。
- 活检组织中，若能观察到细胞密度增高、具有高核浆比（N/C）的圆形~类圆形核的典型肿瘤细胞时，病理诊断相对容易。但由于肿瘤组织容易破碎，故有时诊断难以明确。另外，由于表面被覆非肿瘤性上皮，有时可能会导致肿瘤组织无法充分获取。为了获取准确的病理诊断并制订适宜的治疗方针，当内镜检查怀疑有本病可能时，应与病理医生进行沟通，必要时可再次活检或追加免疫组化染色。

参考文献

· 干野修，他. 食管神经内分泌细胞癌の内視鏡診断—形態学的·病理組織学的特徴と診療における問題点. 胃と腸 52：402-411, 2017.

（干野 修）

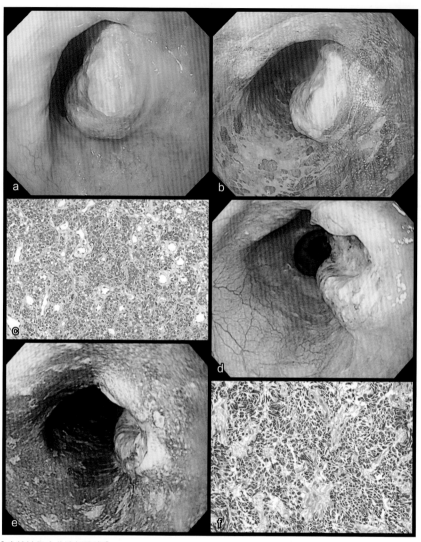

【食管神经内分泌细胞癌】

a: 常规内镜所见。可见隆起陡峻、呈上皮下生长倾向的 1 型神经内分泌细胞癌（小细胞型）。

b: 碘染色所见。隆起边缘被非肿瘤性上皮覆盖，可见碘着色。

c: 活检组织所见。可见小细胞团巢样增殖的小细胞癌。

d: 常规内镜所见。可见伴有陡峻环堤的 2 型神经内分泌细胞癌（小细胞型）。

e: 碘染色所见。环堤外缘被覆非肿瘤性上皮，可见碘着色。

f: 活检组织所见。可见高 N/C 比、形成大小不等的细胞巢并呈条索状排列的小细胞癌。

食管疣状癌
（verrucous carcinoma）

- 疣状癌（verrucous carcinoma）由 Ackerman 于 1948 年报道，是一种以白色隆起为形态学特征、具有明显角化倾向的高分化鳞状细胞癌，预后较好。
- 本病可发生于头颈部、口腔、皮肤、生殖器、子宫等处，但较少发生于食管。
- 活检诊断中由于组织量小，缺少过度角化及异型增生表现，故难以确诊。
- 既往对本病治疗的报道多集中在外科手术及放化疗方面，近年来也可见到一些内镜下治疗的病例报道。

内镜所见及诊断 技巧

- 疣状癌可见明显角化，呈现疣状外观或疣状生长。
- 内镜下表现为鸡皮样、乳头样、菜花样的白色隆起（**a，b**）。
- 本病需与一些呈现白色隆起的病变，如食管癌、食管糖原棘皮症、食管乳头状瘤等相鉴别，伴有鸡皮样黏膜的白色隆起是疣状癌的一个鉴别要点。
- 碘染可见不染区（**c**）。

参考文献
永田信二. 特異的な色調を示す病変の特徴と鑑別—食管 verrucous carcinoma. 胃と腸 51：236-237, 2016.

（**永田 信二**）

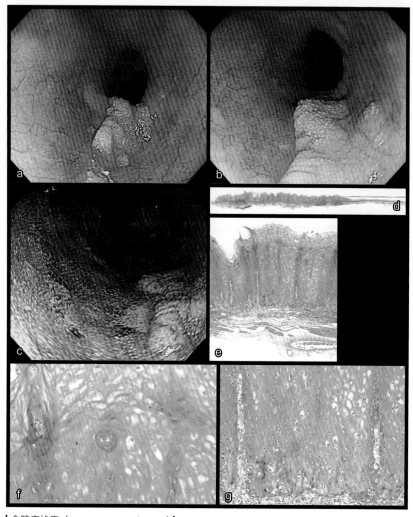

【 食管疣状癌（verrucous carcinoma）】

a：常规内镜所见。食管胸中段（距门齿 30cm）可见长径 2cm 大小的白色隆起型病变。由食管蠕动可见病变柔软。

b：隆起表面可见鸡皮样黏膜。

c：碘染可见不染区，周边为 0-Ⅱb 病变（高级别上皮内瘤变；HGIN）。

d：病理组织全貌。黏膜隆起部分可见表层上皮绒毛样肥厚增生，深部伴有炎症细胞浸润。

e：病理组织所见（中倍放大）。可见复层鳞状上皮乳头状、绒毛状增殖。增殖前缘为平滑的棍棒状，呈挤压性增殖，上皮下可见程度不等、以淋巴细胞为主的慢性炎症细胞浸润。

f：病理组织所见（高倍放大）。增殖的表层上皮中层可见伴有晕征的疣样细胞增殖。核染色质未见明显增粗，无明显核异型性。

g：上皮增殖层基底侧的细胞可见核肿大并具有紧满感，虽然细胞异型性稍有增强，但仍比不上普通的鳞状上皮癌。

壁内转移

- 《食管癌处理规约（第 11 版）》中将壁内转移定义为"在明显远离原发灶的食管或胃壁内发现转移灶的情况"。

- 由于其沿淋巴途径进展，故常与原发灶处于同一方向，呈跳跃性分布，且肿瘤主要在上皮下生长，形成黏膜下肿瘤（submucosal tumor；SMT）样隆起。此外，壁内转移灶与原发灶的组织学类型相似这一点也相当重要。

- 自 Watson 等报道后，有关食管癌壁内转移的报道逐渐增多，壁内转移的发生率为 10% ~ 20%，其中 50% 为单发转移灶，且多发转移灶的报道率有增多趋势。

- 食管癌的壁内转移为重要的预后不良因素，需要进行多学科强化治疗。

内镜所见及诊断 技巧

- 通常食管壁内转移灶具有一定硬度，由于其表面被覆非肿瘤性鳞状上皮而呈现 SMT 样隆起，故需要与平滑肌瘤、颗粒细胞瘤、非显露型异位胃黏膜，甚至要与主要在上皮下生长的特殊类型食管癌等相鉴别。

- 由于肿瘤主要在上皮下增殖，故隆起顶部的非肿瘤性鳞状上皮受到肿瘤挤压而变得菲薄，故 NBI 放大观察可见上皮下毛细血管网（subepithelial capillary network；SECN）的增生及扩张的树枝状血管。碘染时，隆起顶部菲薄化的鳞状上皮往往呈淡染。

- 参考病例为位于胸上段食管后壁的 3 型进展期食管癌（**a**）。放化疗后，内镜下主病灶消失，判断为完全缓解（CR）（**b**）。CR 后主病灶肛侧可见大小 5mm 的平滑、半球形发红 SMT（**c**）。NBI 放大观察下病灶顶部可见 SECN 增生及扩张的树枝状血管（**d**），碘染为淡染（**e**）。病理可见表面被覆菲薄的非肿瘤性鳞状上皮，上皮下可见明显核异型的低分化鳞状细胞癌（**f**），与主病灶的病理表现类似。

- 对于处在主病灶同一方向的肛侧、具有一定硬度的小型 SMT，根据其顶部可见 SECN 及扩张的树枝状血管、主体位于上皮下、病理组织学表现类似主病灶这几点就可诊断为壁内转移。

（竹内 学）

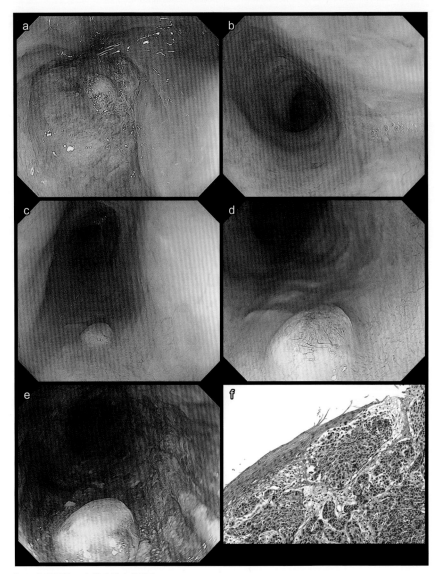

【70 余岁男性。食管癌壁内转移】

a： 常规内镜所见（食管）。胸上段食管可见主要位于后壁的 3 型进展期食管癌。

b： 经放化疗后主病灶完全缓解（CR）。

c： 主病灶肛侧可见直径 5mm、急峻隆起的半球状 SMT。

d： NBI 放大观察所见。病变顶部可见 SECN 增生及扩张的树枝状血管。

e： 碘染所见。隆起边缘着色，隆起顶部淡染。另外，纵向皱襞未进入病变内。

f： 病理组织所见。表层被覆菲薄的非肿瘤性鳞状上皮，上皮下可见明显核异型的低分化鳞状细胞癌，与主病灶的病理表现相似。

转移性食管肿瘤

- 转移性食管肿瘤可经播散、淋巴道及血行转移形成。转移性食管肿瘤多源于食管癌和胃癌的壁内转移，但也可由消化道以外的恶性肿瘤转移而来。
- 目前认为食管癌和胃癌在食管壁内转移的机制是淋巴道途径，是由黏膜下浸润的癌细胞顺着淋巴循环转移至食管壁内所致。
- 消化道以外的恶性肿瘤所致的食管转移较少见，其原发灶按常见程度依次为肺癌、乳腺癌、子宫颈癌。此外，舌癌、肝癌及卵巢癌也见之于报道。
- 转移途径有以下 2 种：①在食管黏膜下层（SM 层）及肌层（MP 层）形成转移灶，并逐步扩大至黏膜面和浆膜；②肿瘤由胸骨旁淋巴结进入纵隔，到达 SM 层和 MP 层的淋巴管后在黏膜下增殖，表现为管腔狭窄。

内镜所见及诊断 技巧

- 食管癌和胃癌的食管转移灶的特点是：数毫米大小的低矮黏膜下肿瘤呈串珠样纵向排列。食管癌的壁内转移具有与原发灶在同一列并排纵向分布的倾向。胃癌转移灶可表现为集簇分布浸润的低矮褪色调隆起及大小不等的粟粒样隆起。
- a ~ c 为胃体癌的食管转移病例，胸上段食管可见 2 个成排的 10mm 大小的黏膜下肿瘤样隆起，它们的肛侧也有纵向排列的小隆起（a）。病灶基底被覆鳞状上皮，顶部上皮菲薄，局部形成糜烂，可见肿瘤显露（b，c）。活检可见与胃原发灶相同的中分化腺癌，诊断为食管转移。
- d ~ f 为乳腺癌的食管转移病例，胸中段食管可见环周缩窄性伸展不良（d）。因管腔高度狭窄，普通胃镜无法通过，换用直径 5.9mm 的超细胃镜才勉强通过，但肿瘤表面被覆上皮，未见其显露于腔内（e）。经深挖活检得到的组织，在其菲薄的鳞状上皮下发现与手术时乳腺癌组织类似的浸润性小叶癌，诊断为乳腺癌食管转移（f）。

（有马 美和子）

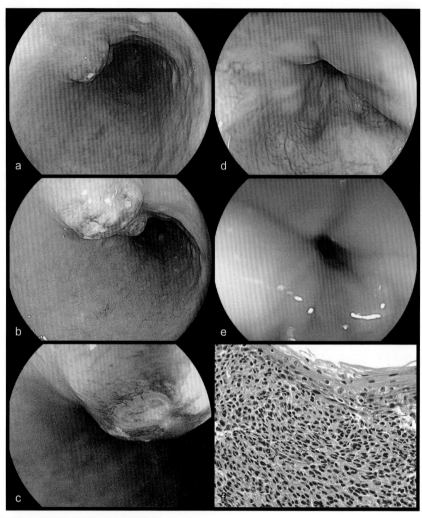

【60 余岁男性。胃体癌的食管转移】
　a：常规内镜所见。胸上段食管的右侧壁可见 10mm 大小的黏膜下肿瘤样隆起。
　b：LCI 观察所见。可见 2 个隆起纵向排列，顶部上皮菲薄。
　c：BLI 放大观察所见。病灶部分形成糜烂，有肿瘤成分显露。
【60 余岁女性。乳腺癌的食管转移】
　d：常规内镜所见（食管）。食管胸中段可见环周性伸展不良。
　e：管腔高度缩窄，使用超细径胃镜才勉强通过。
　f：活检组织所见。鳞状上皮下可见类似于乳腺癌组织的肿瘤成分。

食管 GIST

胃　▶　166 页
十二　▶　227 页
小肠　▶　下 48 页
大肠　▶　下 210 页

- GIST 是一种起源于消化道平滑肌或黏膜肌层中 Cajal 细胞的消化道间叶组织肿瘤。发病部位以胃居多，占 60% ~ 70%，食管比较少见（占 2% ~ 5%）。据报道，日本每年食管 GIST 的发病率为 0.001% ~ 0.002%。食管间叶组织肿瘤大部分为平滑肌瘤，GIST 仅占 25%。

- 目前临床上主要采用 Fletcher 标准对 GIST 进行危险度分级，该标准从肿瘤大小与核分裂象数来评价其生物学行为。肿瘤长径 >5cm 且核分裂象数 >5 个 /50HPF、肿瘤长径 >10cm、核分裂象数 >10 个 /50HPF 的均为高危 GIST。

- 根据美国国家癌症数据库（National Cancer Database；NCDB）2004—2014 年的统计，GIST 的平均长径为 6.14cm（0.3 ~ 71），约 72% 的核分裂象数 <5 个 /50HPF，总中位生存期为 135.9 个月。

内镜所见及诊断 技巧

- 内镜下肿瘤表面平滑，被覆正常上皮，表现为缓坡样隆起的黏膜下肿瘤（SMT）（**a，b**）。确认病变时，应注意观察：①形状；②部位；③大小；④色调；⑤表面性状；⑥有无凹陷；⑦有无溃疡形成；⑧硬度；⑨是否多发等。

- 由于内镜检查仅能观察到 SMT 的一部分，为了整体把握肿块全貌及其所在的位置，需要借助超声内镜检查、CT 或 MRI 等影像学检查手段（**c、d**）。

- 当病变未浸润至黏膜面时，可通过活检钳反复深挖活检或超声内镜引导下细针穿刺吸引活检（EUS-FNAB）获取肿瘤组织。

- 对于内镜下表现与本病类似的平滑肌瘤及神经鞘瘤，必须通过切除组织的免疫组化进行鉴别。95% 左右的 GIST 可见 CD117 阳性，此时若 HE 下所见符合 GIST 表现，就可直接诊断为 GIST（**e**）。CD34 在 70% ~ 80% 的 GIST 中呈阳性反应（**f**），DOG-1 的阳性率与 CD117 相似。对于 CD117 阴性病例可利用这些标志物进行诊断。本病 desmin 和 S-100 蛋白染色基本阴性。

参考文献

Briggler AM, et al. Clinicopathologic features and outcomes of gastrointestinal stromal tumors arising from the esophagus and gastroesophageal junction. J Gastrointest Oncol 9：718-727, 2018.

（三浦 昭顺）

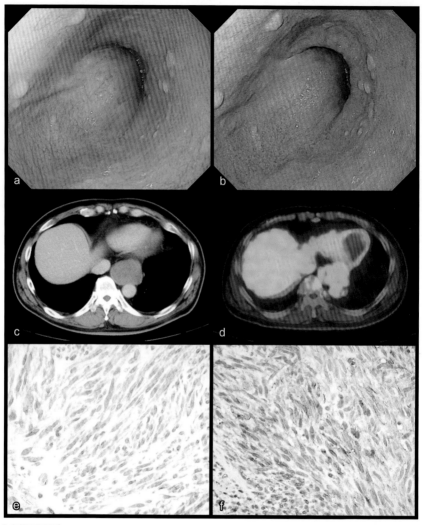

【食管 GIST】

a： 常规内镜所见。表面平滑的缓坡样隆起型病变。病变口侧可见桥样皱襞。

b： NBI 观察所见。隆起部分未见棕褐色区域（brownish area），被覆正常黏膜。

c： CT 造影所见。食管下段造影效果不佳，边缘较为规则，可见大小 6.4cm×5.6cm 的内部不均匀肿块。

d： ^{18}FDG-PET 所见。食管下段的肿块 FDG（fluorodeoxy glucose）摄取轻度增高，SUV-max=3.7。

e, f： 活检组织所见。梭形的肿瘤细胞条索状交错，密集增生。核分裂象为 0 个/10HPF，免疫组化染色 CD117 阳性（**e**），CD34 阳性（**f**）。

食管恶性淋巴瘤

胃	▶	168，172 页
十二	▶	229 页
小肠	▶	下 50 页
大肠	▶	下 214 页

- 消化道的恶性淋巴瘤绝大多数发生在胃，其次是小肠及大肠。
- 食管恶性淋巴瘤发生率低于 1%，非常罕见。这是因为与其他消化道相比，食管的淋巴滤泡等淋巴网状组织较少。

内镜所见及诊断 技巧

- 食管恶性淋巴瘤的形态主要是巨树样隆起及黏膜下肿瘤（SMT）样隆起。
- 如图为呈现巨树样隆起的病例，可见数条纵向走形的长条状 SMT 样隆起，乍一看类似静脉曲张，但不同点是没有蛇行扭曲（**a，b**）。
- 确诊必须借助细针抽吸活组织检查（fine needle aspiration cytology，FNA）或黏膜下层的深挖活检（**c**）。
- 肿瘤细胞浸润至黏膜上皮时，有时会呈现局限性凹陷（**d**）。
- 上述情况下的 NBI 放大观察可见多发的茶褐色凹陷，但不伴有异型血管（**e**）。
- 在组织学上相当于 MALT 淋巴瘤细胞的鳞状上皮内浸润，即淋巴上皮病变（lymph epithelial lesion；LEL）。

参考文献

· 小山恒男，他. 恶性淋巴瘤. 胃と腸 54：1428-1433, 2019.

（高桥 亚纪子，小山 恒男）

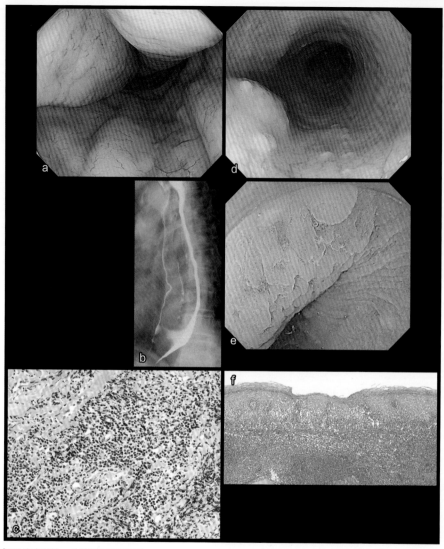

【60 岁余男性。食管恶性淋巴瘤】

a： 内镜白光下所见（white light imaging；WLI）。食管上段到食管腹段可见 4 条纵向长隆起，质地柔软。

b： 食管 X 线造影。可见纵向走行的透亮影，表面平滑。

c： 深挖活检所见。可见小型～中型的核异型不明显的淋巴细胞样的细胞簇。

【70 岁余男性。食管恶性淋巴瘤】

d： WLI 所见。在食管中段后壁可见 SMT 样隆起，表面凹凸不平，质地柔软。

e： NBI 放大所见。表面的凹陷清晰可见，凹陷处呈茶褐色（brownish）。

f： 病理组织所见。可见类似于淋巴细胞的细胞浸润鳞状上皮深层，分布与凹陷处一致，组织学上相当于淋巴上皮病变（LEL）。

恶性黑色素瘤

小肠 ▶ ⬇54 页

- 食管恶性黑色素瘤是来源于食管复层鳞状上皮基底层 ~ 间质交界处的黑素细胞的恶性肿瘤，占整个食管原发恶性肿瘤的 0.1% ~ 0.9%，属于少见的肿瘤。好发部位为中段 ~ 下段食道（约占 90%），平均发病年龄为 60 岁左右，男女比为 2：1，男性居多。
- 多以吞咽障碍、胸部痛、体重减轻等症状前来就诊被发现，发现时多伴有远处转移。
- 本病首选外科手术切除。预后较差，1 年生存率约为 74.1%，5 年生存率约为 30.7%。对化疗的反应性一般较低，但近年来有研究报告证实一些分子靶向药〔伊匹单抗（Ipilimumab）、维罗非尼（Vemurafenib）、曲美替尼（Trametinib）等〕在本病治疗中的有效性。

内镜所见及诊断　技巧

- 本病多表现为隆起型肿块，呈肿块型或有蒂、亚蒂性息肉样隆起。病灶色调因肿瘤细胞产生的黑色素而呈现浓淡不均的黑色 ~ 褐色（melanotic type）。但也有 10% 左右的病例几乎无法辨认色素沉着（amelanotic type）。
- 需要与病变鉴别的隆起型病变有恶性淋巴瘤、癌肉瘤、低分化型癌等特殊组织类型的食管癌。具有特异性黑色外观的病灶容易鉴别，但 amelanotic type 黑色素瘤仅凭内镜观察难以鉴别，需要依靠病理组织学诊断。
- 约 7% 的黑色素瘤与黑色素沉着症类似，仅表现为黏膜色素沉着的平坦型病变（早期病变）。也有部分病例在内镜下及活检病理所见中均难以与黑色素沉着症相鉴别，必要时应考虑对其进行诊断性内镜下切除。
- 病理组织学可见细胞质中含有黑素颗粒的多边形 ~ 纺锤形的肿瘤细胞，多呈髓样增殖，且核仁明显，HMB-45、Melan-A 等免疫组化染色有助于诊断。早期病变可见食管上皮基底层的肿瘤细胞向上皮侧及黏膜固有层方向浸润（junctional activity）的特征性表现。

参考文献
· Arai T, et al. Clinicopathologic characteristics of esophageal primary malignant melanoma. Esophagus 13：17-24, 2016.

（松本 纮平，上山 浩也）

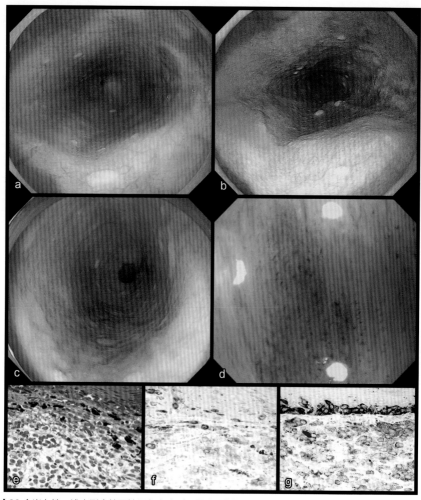

【60 余岁女性。浅表型食管恶性黑色素瘤（早期病变）】

Lt，0-Ⅱb（多发病变），pT1a-LPM，INFa，ly0，v0，IM0，pPM0，pDM0，pN0（0/107）。

a： 在食管胸中段～食管下段可见浓淡不一的黑色平坦黏膜面。

b： 与 **a** 相同部位处的 NBI 观察所见，黏膜的黑色调改变不明显，病变较难识别。

c： 病变的浓淡不一不明显，且缺乏隆起和凹陷，故与黑色素沉着症难以鉴别。

d： 常规白光放大观察所见。可见浓淡不均的微小黑色斑密集分布，表层的微小血管未见不规则表现。

e： 可见主要位于基底层的伴有黑素颗粒的异型细胞。

f： HMB-45 阳性。

g： Melan-A 阳性。

胃

京都胃炎分类

胃 ▶ 88, 90, 94, 100 页

- 根据内镜下所见，可将胃内 *Helicobacter pylori*（*H.pylori*）感染状态分为：①未感染；②现症感染；③既往感染（含除菌后）3 种类型（**表 1**）。
- 本分类也包括自身免疫性胃炎、*H.pylori* 以外的螺杆菌属细菌引起的胃炎、NSAIDs 或 PPI 等药物引起的胃黏膜变化、嗜酸细胞性胃炎的内镜下表现等（**表 2**）。
- 本文也包括与胃癌发生风险相关的内镜表现及相应的评分表（**表 3**、**表 4**）。

内镜所见及诊断 技巧

- 京都胃炎分类将日常内镜诊疗中所遇到的胃黏膜表现，按照①发生在哪个部位、② *H.pylori* 感染处于哪个阶段这两方面进行简单分类。
- 在 *H.pylori* 未感染的病例中，在胃角～胃体下部小弯侧为中心的区域可见到黏膜上皮下规则排列的集合细静脉所呈现的微小发红点，即 RAC（regular arrangement of collecting venules）。
- 评估 RAC 最好在胃角～胃体下部小弯侧的区域进行。
- 在 *H.pylori* 现症感染的病例中，可观察到萎缩（血管透见像、褪色调黏膜）、肠上皮化生、胃体部～胃底部的点状发红 / 弥漫性发红、RAC 消失、皱襞异常（肿大、蛇行、消失）、黏膜肿胀、鸡皮样黏膜（结节性变化）、黄色瘤、小凹上皮增生性息肉、白色浑浊黏液等征象。
- 萎缩、肠化、皱襞肿大、鸡皮样改变是一组提示高胃癌风险的内镜下表现。
- 有时虽然存在黏膜萎缩，但如果胃体～胃底穹窿部的点状发红和弥漫性发红消退（也有部分可观察到 RAC）且出现黏膜平滑有光泽、胃体大弯皱襞基本正常等表现时，多提示为 *H.pylori* 既往感染。
- 当观察到多发斑状发红及地图状发红时，可考虑为 *H. pylori* 除菌后的胃黏膜。
- 在长期服用 PPI 等抑酸药病例中，有时可见胃底腺息肉和增生性息肉、胃体～胃底穹窿部多发性白色扁平隆起（春间·川口病）、铺路石样黏膜改变、黑点等表现。

（春间 贤，末广 满彦）

表1　京都胃炎分类

部位	内镜表现名称	英文术语	*H. pylori* 感染	*H. pylori* 未感染	*H. pylori* 除菌后
全胃黏膜	萎缩	atrophy	○	×	○ ~ ×
	弥漫性发红	diffuse redness	◎	×	×
	小凹上皮增生性息肉	foveolar-hyper-plastic polyp	○	×	○ ~ ×
	地图状发红	map-like redness	×	×	○
	黄色瘤	xanthoma	○	×	○
	陈旧性出血	hematin	△	○	○
	脊状发红	red streak	△	○	○
	肠上皮化生	intestinal meta-plasia	○	×	○ ~ ×
	黏膜肿胀	mucosal swelling	○	×	×
	斑状发红	patchy redness	○	○	○
	凹陷型糜烂	depressive ero-sion	○	○	○
胃体部	皱襞肿大、蛇行	enlarged fold, tortuous fold	○	×	△ ~ ×
	白色浑浊黏液	sticky mucus	○	×	△ ~ ×
胃体~胃底部	胃底腺息肉	fundic gland polyp	×	○	○
	点状发红	spotty redness	○	×	△ ~ ×
	多发性白色扁平隆起	multiple white and flat elevated lesions	△	○	○
胃体下部小弯~胃角小弯	RAC	regular arrange-ment of collecting venules	×	◎	× ~ △
胃窦部	鸡皮样黏膜	nodularity	○	×	△ ~ ×
	隆起型糜烂	raised erosion	△	○	○

◎：经常观察到；○：可以观察到；×：观察不到；△：有时观察到。

京都胃炎分类的主要表现。在该分类中，胃黏膜哪个部位感染，*H.pylori* 感染处于哪个阶段，以及出现频率如何均可一目了然。

表 2　京都胃炎分类（其 2）（*H.pylori* 感染之外的胃炎）

部位	表现	自身免疫性胃炎	NHPH感染	NSAIDs/ASA	PPI/P-CAB	嗜酸性粒细胞性胃炎
胃体部	萎缩	◎				
	伪息肉	△				
	铺路石样黏膜改变				◎	
	多发性白色扁平隆起				△	
	黑点				△	
	点状发红				·	
	胃底腺息肉				△	
	小凹上皮增生性息肉				△	
	弥漫性发红				?	○
	陈旧性出血			△		
	胃体糜烂					△
胃角部	落霜样外观（白色大理石花纹样外观）		◎			
胃窦部	鸡皮样黏膜		△			
	萎缩		○			
	平坦糜烂			○		△
	斑状发红			○		

◎：经常观察到；○：可以观察到；△：有时观察到；？：未明确。

H. pylori 感染之外的原因所致胃炎的表现。

表 3　胃癌风险相关的内镜表现评分

● 萎缩：不区分白光内镜与 IEE 内镜下观察
　A → 0（无 C-0~ C-1），1（轻度 C-2~ C-3），2（重度 O-1~ O-P）

● 肠上皮化生：区分白光内镜与 IEE 内镜下观察
　　※IEE（NBI、BLI）下评估 LBC、WOS 的程度与范围
　　※IEE 下观察结果记入括号内，但不计入总分，例如：IM1（2）
　IM → 0（无），1（胃窦），2（胃窦、胃体）

● 皱襞肿大
　H → 0（无），1（有）

● 鸡皮样改变
　H → 0（无），1（有）

● 弥漫性发红（胃体腺体区域的集合细静脉的透见性）：也需考虑到除菌后的改变
　DR → 0（无），1（轻度：部分区域 RAC+），2（重度）

★记录方法：记录全部指标，总评分记录于最后的括号内（最低 0 分~最高 8 分）
　例如：A1 IM1 H1 N1 DR2（6）

胃癌发病风险的内镜表现与评分的记录方法。

表4　胃癌风险相关的内镜表现评分及不同疾病的预测评分（例）

非幽门螺杆菌感染者	＝0
胃窦为主型胃炎	＝1
无萎缩的全胃炎（含鸡皮样胃炎）	＝2~4
胃体为主型胃炎	＝3~8

除菌后
所有项目的分值均可能下降
除菌后胃癌风险越低，分值下降幅度越大
除菌后时间越长，分值下降幅度越大

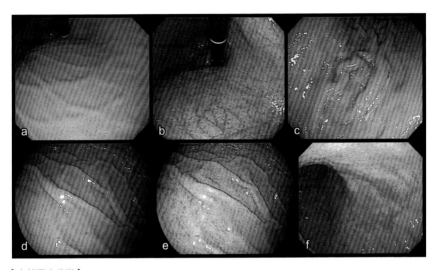

【京都胃炎分类】

- **a：** 未感染 *H.pylori* 胃的典型表现。胃体没有萎缩，RAC 清晰。在轻度萎缩的胃中，即使是 *H.pylori* 现症感染，也可在非萎缩区域见到 RAC，故在胃角小弯侧确认 RAC 的存在是诊断 *H.pylori* 未感染胃的要点。
- **b：** open 型重度萎缩性胃炎所见。需要注意的是，即使未感染 *H. pylori* 的胃，也可在胃底、胃角大弯、幽门部等区域观察到血管透见征象。
- **c：** 典型的 *H.pylori* 阳性胃炎所见。胃体大弯的黏膜皱襞稍肿大、蛇行，且有白色浑浊黏液附着，此外，可见弥漫性发红。这是常规内镜检查中内镜插入胃腔时最先观察到的表现，此时即可诊断 *H.pylori* 现症感染。
- **d：** 胃体大弯可见弥漫性发红。弥漫性发红是诊断 *H.pylori* 感染的重要内镜征象。
- **e：** 联动成像（linked color imaging；LCI）观察所见。图像强调模式下弥漫性发红变得容易观察。
- **f：** 除菌后典型的地图样发红。

萎缩性胃炎

胃 ▶ 84, 100 页

- 胃黏膜由胃固有腺体（幽门腺和胃底腺）和小凹上皮构成，胃固有腺体减少的病理组织学变化为胃黏膜萎缩，此基础上伴有炎症细胞浸润即称为萎缩性胃炎。
- 萎缩性胃炎原本是病理组织学术语，但过去大量研究已经明确可通过胃 X 线检查或内镜来诊断萎缩性胃炎。
- 萎缩性胃炎多由 *H.pylori* 感染引起的炎症所致，但有时也由免疫异常导致（自身免疫性胃炎）。
- 内镜下根据木村·竹本分类诊断萎缩性胃炎的进展程度相当重要（**a ~ c**）。

内镜所见及诊断 *技巧*

- 萎缩性胃炎可通过血管透见、胃体黏膜皱襞减少、存在肠上皮化生来进行诊断。
- 最初出现在胃角上方小弯侧的血管透见表现或褪色区域是萎缩性胃炎的确切表现。
- 临床上重要的是明确是否存在胃体的萎缩性胃炎及其进展的程度。
- 木村·竹本分类是内镜下通过胃黏膜的平面性扩展来评价萎缩性胃炎进展的一种分类。内镜下萎缩边界（atrophic border）局限于胃体小弯侧且不超过贲门的称为闭合型（closed type），超过贲门并向大弯侧延伸的称为开放型（open type）。
- closed type 和 open type 根据各自的萎缩程度又可分为 C-1 ~ C-3 及 O-1 ~ O-3（**a ~ c**）。
- 由于胃底的胃壁原本就较薄，因此若仅在胃底发现血管透见（消瘦的女性等），则可能为生理性血管表现。
- 局限于幽门腺区域的萎缩性胃炎，虽然也可根据血管透见、胃小区的清晰化、肠上皮化生等进行诊断，但诊断难度要大于胃体萎缩性胃炎。
- 胃窦的轻度萎缩一般难以发现。另一方面，胃体若呈高度萎缩（多为木村·竹本分类的 O-3）时，需考虑自身免疫性胃炎（A 型胃炎）的可能（**d, e**）。

参考文献

· Kimura K, et al. An endoscopic recognition of atrophic border and its significance in chronic gastritis. Endoscopy 1: 87-97, 1969.

（镰田 智有，春间 贤）

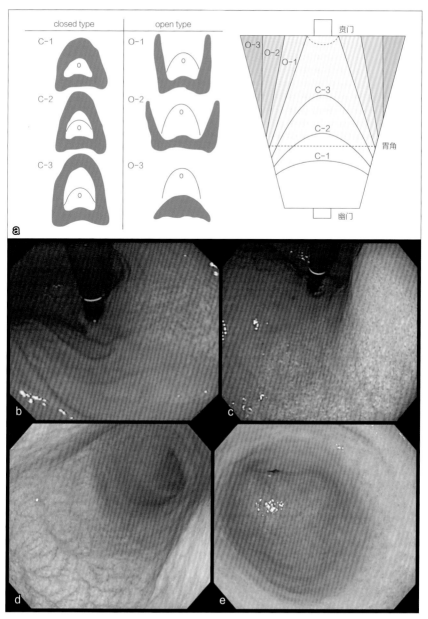

【萎缩性胃炎】

a: 木村·竹本分类。蓝色部分表示非萎缩区域,白色部分表示萎缩黏膜。

b: 木村·竹本分类:O-1。以胃体小弯中心,可见斑片状褪色调黏膜扩展延伸。

c: 木村·竹本分类:O-1。可见萎缩黏膜到达贲门小弯侧。

d: 自身免疫性胃炎病例。胃体黏膜可见明显的血管透见像,诊断为 O-3 重度萎缩。

e: 自身免疫性胃炎病例。胃窦黏膜未见萎缩及炎症表现。

鸡皮样胃炎

- 鸡皮样胃炎也称为鸡皮样黏膜或结节样变化，内镜下表现宛如剥掉羽毛后的鸡皮一样，胃黏膜可见中央稍稍凹陷的均匀颗粒状隆起密集分布。
- 鸡皮样表现多见于胃角到胃窦的区域，但有时也可在穹窿部及食管胃结合部的胃侧黏膜见到。
- 儿童和年轻人的 *H.pylori* 感染病例中必然可见这种表现。
- 对于鸡皮样胃炎，一定要在"即使是年轻人，也可能发生胃体未分化癌"这样的观念指导下进行内镜检查，确立 *H.pylori* 感染诊断后必须进行除菌治疗。
- 鸡皮样胃炎大多由 *H.pylori* 感染所致，但有时也会由海尔曼螺杆菌（*Helicobacter heilmannii*）感染所致。
- MALT（mucosa associated lymphoid tissue）淋巴瘤等恶性淋巴瘤、隆起型肠上皮化生、除菌后的颗粒样变化等可呈现与鸡皮样胃炎类似的表现。

内镜所见及诊断 技巧

- 以胃角到胃窦为中心，可见均匀的小结节状隆起规则排列，密集分布，多数中心可见凹陷。
- 隆起的大小在不同病例中有所差异，从小颗粒状到结节状均可见到，靛胭脂染色下隆起更加清晰。
- 虽然鸡皮样隆起在常规观察下就能诊断，但隆起不明显时，需从切线方向观察黏膜才能看到清晰的隆起。
- 有时充气会使胃壁过度伸展导致鸡皮样隆起变得不清晰，但积极进行色素喷洒有助于提高诊断准确性。
- 放大观察可见隆起中央有凹陷的白色斑点，病理组织学上对应于黏膜表层形成的淋巴滤泡。
- 通过 NBI 或 BLI 等图像增强技术观察，可以更清晰地观察到白色的小颗粒状隆起。
- 根除 *H.pylori* 治疗后，鸡皮样胃炎的结节性改变逐渐改善。
- 除菌后的变化为：最初结节样隆起平坦化，残留白色斑点，最后白色斑点也基本消失，黏膜呈萎缩样改变。

（绫木 麻纪，春间 贤）

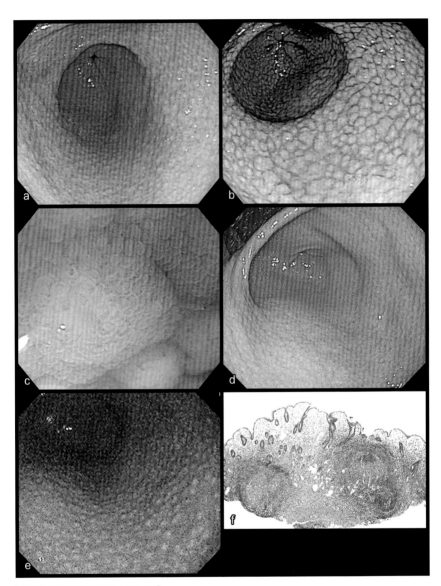

【表现为结节性改变的鸡皮样胃炎】
　a：常规内镜观察。胃窦可见均匀的小颗粒状隆起密集分布。
　b：靛胭脂染色所见。隆起及中央的白色凹陷变得更加清晰。
　c：放大观察所见。隆起的中央部分乍一看如同开口部。
【表现为小颗粒样改变的鸡皮样胃炎】
　d：常规内镜观察所见。胃窦可见小颗粒状隆起密集分布。
　e：NBI观察所见。中央的白色凹陷清晰可见。
　f：活检组织所见（胃窦结节性改变处钳取）。可见炎症细胞浸润及肿大的淋巴滤泡。

胶原性胃炎

- 胶原性胃炎（collagenous gastritis；CG）与胶原性结肠炎（collagenous colitis）一样，组织学上都是以黏膜上皮下出现肥厚（10μm 以上）的胶原带（collagen band）及黏膜固有层有炎症细胞浸润（**e, f**）为特征的一类疾病。

- 在日本已报道的病例中，除 1 例外，大多为相对年轻（12～44 岁）的胃部局限型 CG（2 例有进展至十二指肠）。以上腹部痛、贫血就诊或体检时被发现，多数病例 *H. pylori* 阴性。虽然本病发病机制不明，但有部分病例合并特应性皮炎和支气管哮喘。

- 合并胶原性肠炎的 CG 多见于日本之外的地区，从年轻人到中老年人，从十二指肠、小肠到大肠均可见到，且易伴有腹泻等症状。一些病例合并有自身免疫性疾病、乳糜泻。近年来，服用奥美沙坦酯、质子泵抑制剂（PPI）、抗抑郁药等药物的人增多，有关药物是否涉及本病的发病机制这一问题近年来备受关注。

内镜所见及诊断 技巧

- 胃局限型 CG 的内镜下特征为非糜烂性的凹陷型改变（**a, b**）。由于组织学上炎症表现不均匀一，且腺管斑点状萎缩，故凹陷内残留黏膜呈颗粒状～岛状外观（**c**）。颗粒状变化较为醒目，也有部分病例呈现铺路石样改变。这些表现以胃体大弯为中心，也有部分病例扩展到胃窦和小弯侧。

- 最近也有对本病进行 NBI 放大观察的一些报道。NBI 放大观察下，凹陷处可见与其分布一致的轻度口径不一、走行不规则的微小血管（**d**）。而颗粒状隆起处的微小血管则缺少上述表现，腺管开口结构也相对完整。

- 另一方面，合并胶原性肠炎的 CG 在内镜下难以见到凹陷及颗粒状变化，而出现发红或萎缩性改变。推测可能是胶原带的肥厚及炎症细胞浸润比较均一所致。

- 由于许多医疗人员对本病较为陌生，很容易将其当作"奇怪的胃炎"而漏诊。如果儿童或年轻人出现原因不明的贫血及上腹部痛，应考虑胃局限型 CG 并进行内镜检查。内镜检查时不仅要在隆起处活检，还要对凹陷处进行活检，否则病理上难以诊断。

参考文献

小林正明, 他. 胃·十二指肠における collagenous colitis 類似病変の特徴. 胃と腸 44: 2019-2028, 2009.

（小林 正明）

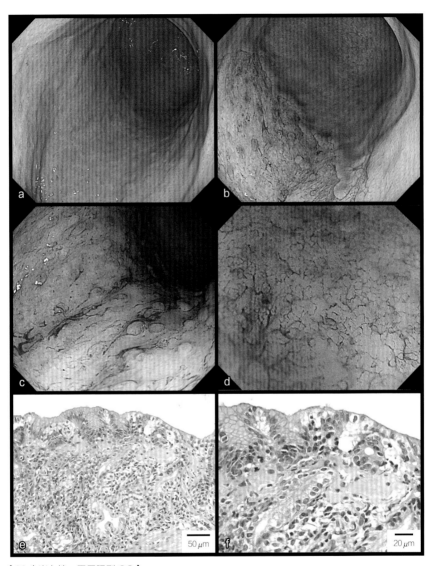

【20 余岁女性。胃局限型 CG】
 a：常规内镜所见。可见胃体大弯范围较大、轻度褪色调的凹陷型改变。
 b, c：靛胭脂染色所见。凹陷为非糜烂性，内可见散在颗粒状隆起。
 d：NBI 放大观察所见。凹陷处表面微细结构模糊化，微小血管呈现轻度走行不规则。
 e, f：活检组织所见。黏膜上皮正下方可见胶原带、毛细血管扩张、慢性炎症细胞浸润、胃底腺萎
    缩消失及幽门腺化生。

嗜酸性粒细胞性胃肠炎

食管 ▶ 25页
大肠 ▶ ⓣ 126页

- 嗜酸性粒细胞性胃肠炎（eosinophilic gastroenteritis；EoGE）是在胃、小肠、大肠中出现嗜酸性粒细胞大量浸润，导致胃肠出现功能障碍的一类疾病。其中累及胃的病例约占 EoGE 的 1/3。EoGE 与嗜酸性粒细胞性食管炎一样，都属于嗜酸性粒细胞性消化道疾病（eosinophilic gastrointestinal disorders；EGID）。

- 本病发病无性别差异，无明确好发年龄。

- 以下结果对本病诊断有一定价值：外周血中嗜酸性粒细胞增多；约半数病例具有哮喘等过敏性体质；CT 检查提示胃肠道壁肥厚。

- 根据病理上嗜酸性粒细胞浸润的部位和临床症状的不同，EoGE 可分为：①造成呕吐、腹泻、吸收不良的黏膜型；②导致狭窄、梗阻症状的肌层型；③出现腹水的浆膜型；④引起多种症状的全层型。

- 嗜酸性粒细胞性胃炎最常见的症状为上腹部疼痛。

- 本病治疗可选择全身应用类固醇激素，不过，通过类固醇激素治疗达到长期缓解的病例只占 1/3 左右，其余的会反复再燃、复发。

内镜所见及诊断 技巧

- 内镜检查可以看到水肿、发红、糜烂、溃疡等异常，但是这些表现缺乏特异性，仅凭内镜所见很难诊断嗜酸性粒细胞性胃肠炎（**a ~ d**）。

- 对于胃而言，若活检组织病理在 1 个高倍视野下（×400）观察到 20 个以上的嗜酸性粒细胞浸润则可视为异常（**e, f**）。肌层型和浆膜型无法通过活检诊断。

- 即使见到黏膜内有大量嗜酸性粒细胞浸润，也需要与炎症性肠病、寄生虫感染性疾病、嗜酸性肉芽肿性多血管炎、伴有胶原病的消化道病变、嗜酸性粒细胞增多综合征（hypereosinophilic syndrome）、嗜酸性粒细胞性白血病等相鉴别。

- 当在治疗过程中遇到对 PPI 等药物反应不佳、易复发等有别于普通溃疡的情况时，需要考虑本病可能并加以鉴别。

（丸山 保彦）

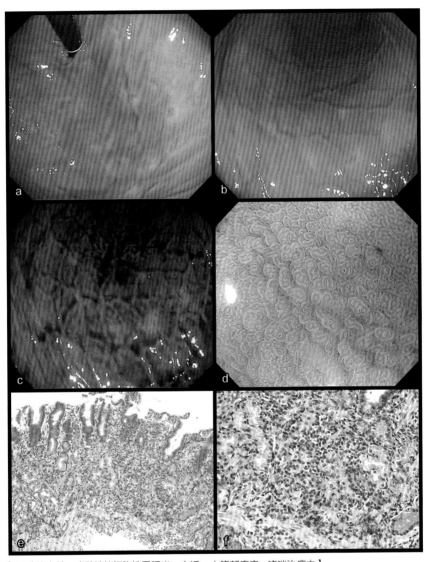

【50 余岁女性。嗜酸性粒细胞性胃肠炎。主诉：上腹部疼痛，哮喘治疗中】

a：常规内镜所见。胃底穹隆部可见多发类似日本国旗图样的中央发红的斑状褪色黏膜。

b：胃体大弯处可见没有萎缩的胃底腺黏膜背景下出现多发褪色斑。

c：靛胭脂染色所见。可见周边皱襞向褪色斑集中。

d：对褪色斑的边界进行 NBI 放大观察，可见相比背景胃底腺（右上方），褪色斑处的小凹间区和
腺管开口部扩大，但没有边界线（demarcation line；DL），且表面结构未见不规则。

e：斑状褪色黏膜处活检所见（HE 染色）。黏膜固有层可见嗜酸性粒细胞浸润，而背景黏膜的活检
未见嗜酸性粒细胞。

f：HE 染色（×400）。一个高倍视野下可见 70 个以上的嗜酸性粒细胞。

巨大皱襞症

- 巨大皱襞症虽然没有明确的定义，但在 X 线双重造影下可见皱襞宽度在 10mm 以上，即使内镜充分送气时仍可见肿大、弯曲蛇行的皱襞，皱襞间沟变窄。另外，如果皱襞明显弯曲蛇行时也可呈现大脑沟回样外观。
- 巨大皱襞本身可见于各种良恶性疾病，是伴随着黏膜或黏膜下深层的病理变化而形成的一种表现。
- 巨大皱襞按形成原因可分为：①胃腺体肥大和增生所致的弥漫性肥厚（肥厚性胃炎，Ménétrier 病，Cronkhite-Canada 综合征）；②黏膜间质水肿和各种细胞浸润引起的黏膜·黏膜下层的肥厚（恶性淋巴瘤）；③黏膜下层和肌层伸展不良伴纤维组织增生（皮革胃）；④浆膜侧的炎症累及（急性胰腺炎等）。
- 与巨大皱襞不同，巨大皱襞症一般是指肥厚性胃炎、Ménétrier 病、Cronkhite-Canada 综合征等具有巨大皱襞的良性疾病。

内镜所见及诊断 技巧

- 鉴别巨大皱襞的良恶性质至关重要，由于 X 线造影检查可获取病灶的整体信息，故具有一定诊断价值。
- Ménétrier 病（巨大皱襞症）可见伴有黏液附着的柔软、弯曲蛇行的肿大皱襞，但无皱襞集中或融合（**a，b**）。NBI 放大观察下可见与病理组织学表现相对应的小凹上皮增生（**c**）。病变活检可见小凹上皮增生伴有淋巴细胞、中性粒细胞和嗜酸性粒细胞的黏膜内浸润（**d，e**）。
- 胃恶性淋巴瘤由于胃仍保留伸展性，故在胃体部可见伸展性良好的巨大皱襞。另外，也可见不规则的黏膜发红、糜烂、溃疡等表现（**f ~ i**）。EUS 下可见胃壁第 2 ~ 4 层呈现肥厚的低回声改变，反映了肿瘤的弥漫性浸润（**j**）。
- 皮革胃与其他巨大皱襞性疾病相比，具有明显胃壁伸展不良的表现，黏膜面可见因癌浸润所致的水肿及不规则糜烂。纤维性增生导致胃壁缩窄、皱襞数量增加、皱襞巨大化。另外，由于皱襞呈脑回样弯曲蛇行，皱襞间沟显得十分狭窄，有时看起来像被皱襞埋于下方一样（**k ~ m**）。EUS 下第 2、3 层可见增厚的低回声改变，与第 4 层分界不清，正常的胃壁结构被破坏（**n**）。

（梅垣 英次）

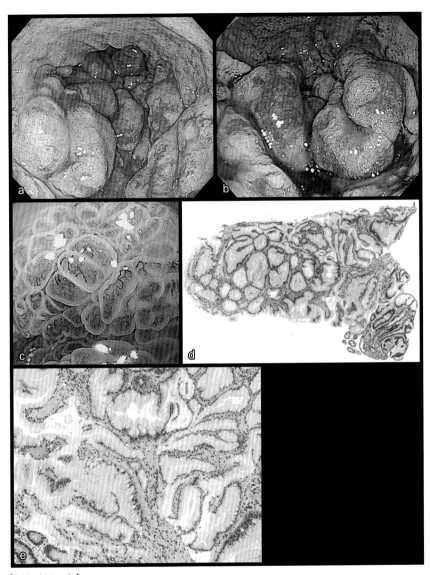

【 Ménétrier 病 】
a, b: 常规内镜所见（**a**）。靛胭脂染色所见（**b**）。可见伴有黏液附着、柔软的弯曲蛇行的肿大皱襞，即巨大皱襞。
c: NBI 放大观察所见。可见小凹上皮增生。
d, e: 活检组织所见。可见小凹上皮增生及黏膜内淋巴细胞、中性粒细胞、嗜酸性粒细胞的浸润。

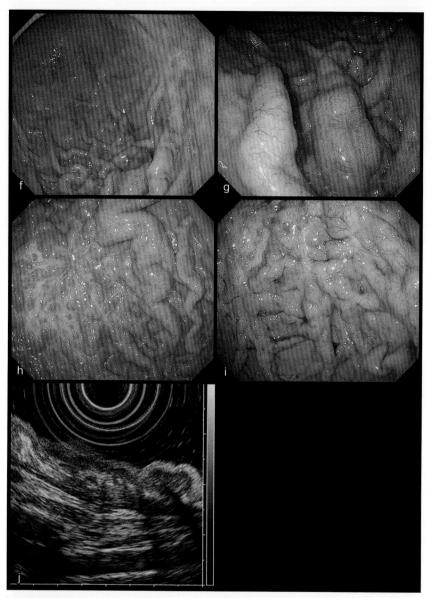

【胃恶性淋巴瘤】

f~i： 胃体部可见伸展性良好的巨大皱襞。黏膜表面具有光泽感，未见上皮性变化，但可见扩张的
细血管。另外，还有不规则黏膜发红、糜烂、溃疡瘢痕等多种表现。

j： EUS 所见。胃壁的第 2 ~ 4 层可见肥厚的低回声改变，但肥厚的胃壁仍然残留原先黏膜层和黏
膜下层的痕迹。与胃癌不同，EUS 下胃壁结构仅见轻度破坏。

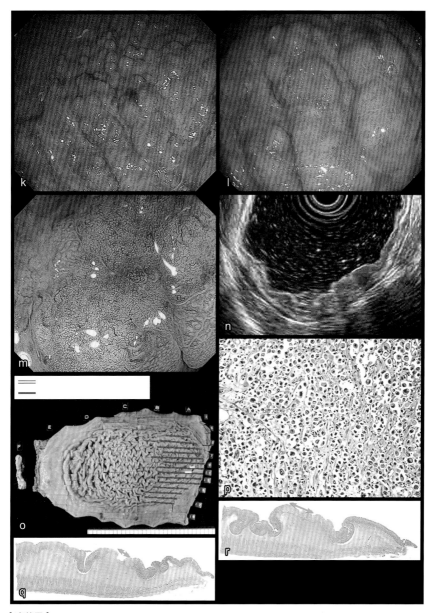

【皮革胃】

k, l： 胃壁伸展不良，黏膜面可见因癌浸润所致的水肿、不规则糜烂等表现。由于纤维性增生使得胃壁缩窄僵硬，出现巨大皱襞。

m ： NBI 放大观察所见。可见小凹间区扩张、IMSP（不规则微表面结构）与 IMVP（不规则微血管结构）、癌腺管全层置换所产生的 corkscrew pattern。

n ： EUS 扫查所见。第 2、3 层可见低回声性肥厚，正常的胃壁结构被破坏。

o~r： 癌仅有（ ←→ ）所示的 0-Ⅱc 部分显露于黏膜表面，其余部分为黏膜下层深部广泛浸润的印戒细胞癌，浸润深度为 T4a（SE）。

自身免疫性胃炎

- 不同于幽门螺杆菌（*H.pylori*）所致的萎缩性胃炎（B 型胃炎），由抗壁细胞抗体选择性攻击胃底腺而导致萎缩的自身免疫性胃炎称为 A 型胃炎。
- 本病由于抗内因子抗体使维生素 B_{12} 吸收障碍而出现巨幼细胞性贫血，由于胃酸分泌低下引起铁吸收障碍而导致缺铁性贫血。
- 本病中老年女性好发，且多合并自身免疫性甲状腺疾病，故也有人认为是自身免疫性多腺体综合征的一部分表现。
- 也有部分自身免疫性胃炎的患者来自于 *H.pylori* 抗体阴性而胃蛋白酶原血清学相关结果阳性的 D 组人群（胃癌 ABC 筛查法）。
- 血液检查提示高胃泌素血症及胃蛋白酶原 I 显著降低。
- 需要注意，本病进行尿素呼气试验来检测 *H.pylori* 时可能会出现假阳性结果。

内镜所见及诊断 技巧

- 相比 B 型胃炎的萎缩模式，本病特点为胃体萎缩明显而胃窦正常，故又被称为"逆萎缩"。但需注意，也存在胃窦不一定"正常"的情况（**a ~ c**）。
- 在典型病例中，可见小弯和大弯侧均等的萎缩。大弯侧萎缩的判定需要在适度注气的情况下进行。
- 本病黄白色的黏稠黏液、增生性息肉、白色球状物（white globe appearance；WGA）等出现频率较高。另外，也有岛状非萎缩胃底腺黏膜残留，呈现伪息肉病样的情况（**d**）。
- 应至少从胃窦部和胃体部两处进行活检，病理学检查可确认胃体部胃底腺有炎症细胞浸润、萎缩、壁细胞消失及内分泌细胞微小胞巢（endocrine cell micronest；ECM）等表现（**e, f**）。
- 本病患者为发生神经内分泌肿瘤（NET type 1）和胃癌的高危人群，有必要进行严格随访观察。

（丸山 保彦）

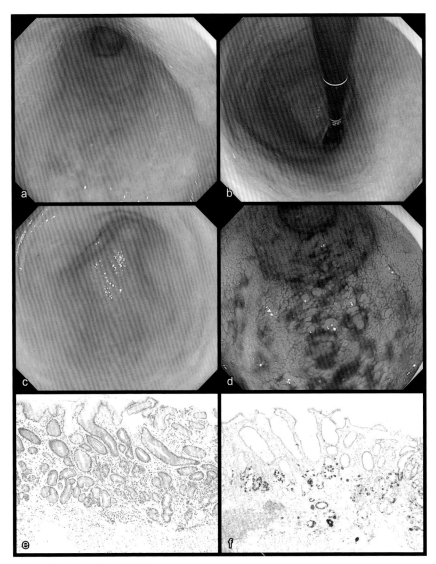

【50 余岁女性。自身免疫性胃炎】

胃泌素：2500 pg/mL；胃蛋白酶原Ⅰ：5.8 ng/mL；胃蛋白酶原Ⅱ：16.2 ng/mL；胃蛋白酶原
Ⅰ/Ⅱ比值 0.4。

a： 胃体俯瞰所见。胃体前后壁~大弯侧几乎全部萎缩，但大弯侧一部分仍可见发红的岛状残余胃
黏膜。

b： 胃体小弯侧的仰视所见。同样可见萎缩表现。

c： 胃窦虽然有少许发红，但整体平滑，有光泽，故考虑为基本正常的幽门腺黏膜。

d： 靛胭脂染色所见。胃体大弯侧非萎缩的胃底腺黏膜呈现伪息肉样外观。

e： 胃体萎缩胃黏膜的活检组织所见。可见壁细胞消失、胃底腺萎缩，腺管长度方面可见小凹上皮长
度≥胃底腺长度。另外，相比黏膜浅层，淋巴细胞浸润更易出现在黏膜深层（黏膜深层优势分布）。

f： 突触素免疫组化染色下可见内分泌细胞微小胞巢（ECM）。

囊性息肉状胃炎（GCP）

- 囊性息肉状胃炎（gastritis cystica polyposa；GCP）是在远端胃切除等术后，发生于胃肠吻合口胃侧的隆起型病变，呈肥厚发红的隆起或息肉样外观，有时又被称为吻合口息肉样肥厚性胃炎。由于胃壁深层伴有囊状扩张的腺管，故又可被称为深在性囊性胃炎（gastritis cystica profunda）。

- 本病的病因可能与手术引起的物理刺激、吻合口黏膜向小肠侧偏移和十二指肠液反流有关。

- 病理学上可以见到小凹上皮的增生、固有腺体的囊状扩张（囊状腺）、固有腺体侵入黏膜下层。从细胞动态来看，GCP 的细胞增殖带范围比正常的胃腺管更大，故被认为可能是癌变的温床，但 GCP 究竟是癌前病变还是副肿瘤综合征的表现之一，目前仍有争议。

内镜所见及诊断技巧

- GCP 多见于 Billroth Ⅱ 术重建的残胃中，扭曲肥厚的残胃黏膜皱襞宛如向吻合口聚集一样隆起分布（**a ~ d**）。

- 虽然上消化道内镜检查可以疑诊 GCP，但明确诊断有赖于病理学证明黏膜层到黏膜下层存在着囊性扩张的腺管（**e，f**），且很多时候仅凭活检的标本难以明确诊断。

- 有报道表明，EUS 对本病有一定诊断价值，EUS 下可观察到第 3 层存在囊性病变。

- 由于本病具有一定的癌变风险，故需要仔细观察有无合并癌症。

（丸山 保彦）

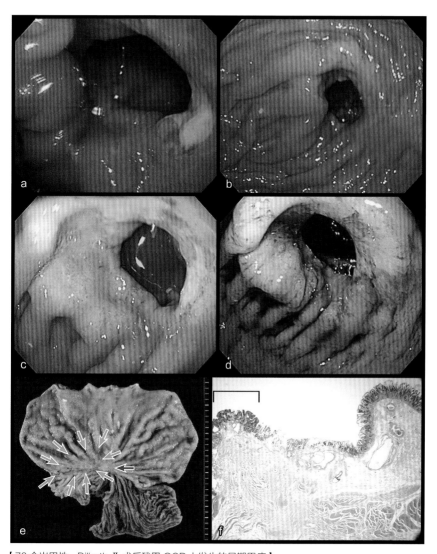

【70 余岁男性。Billroth Ⅱ 术后残胃 GCP 上发生的早期胃癌 】

a： 常规内镜所见。Billroth Ⅱ 术重建的残胃的吻合口处有肿大皱襞汇聚，吻合口后壁伴有溃疡。

b： 患者接受 PPI 治疗，1 个月后复查内镜所见。溃疡瘢痕化，可见以小弯侧为中心的褐色调黏膜。

c： 2 年后。吻合口环周均可见褐色调黏膜。

d： 靛胭脂染色所见。朝向吻合口的肿大皱襞（GCP）上可见连续的褐色调病变。

e： 残胃全切术后标本。吻合口环周可见褐色调 0-Ⅱc 病变〔 ➡ ，0-Ⅱc，浸润深度 pT1a
（M）〕，相邻部位伴有溃疡瘢痕（ ➡ ）。朝向吻合口的皱襞略显肿大。

f： 癌及其边界区域的病理组织学所见。左侧为肌层肥厚的吻合口，黏膜内可见高分化腺癌（ ⌐⌐ ）。
中央到右侧是相当于肿大皱襞处的非肿瘤黏膜，黏膜内的部分区域及黏膜下层可见扩张的非肿
瘤性腺管，符合 GCP 的表现。

Crohn 病

食管 ▶ 35 页
大肠 ▶ ⑦ 110 页

- Crohn 病是发生于全消化道（口腔到肛门）任何部位的肉芽肿性慢性炎症性疾病。主要症状有持续性腹泻与腹痛、血便、体重减轻、发热、以肛瘘为代表的肛周病变等。

- 年轻时起病，因病程中可出现瘘管、狭窄等并发症，故最好能快速诊断并尽早开始治疗。

- 15% ~ 75% 的 Crohn 病可合并上消化道病变，发生频率并不固定。但是这些病变均有助于 Crohn 病的诊断及鉴别，故必须在染色内镜下进行详细观察。此外，有时在肉眼下无异常的部位取活检也可检出肉芽肿，故除了内镜观察外，组织活检也很重要。

- 活检组织可见非干酪性类上皮细胞肉芽肿（f）。

内镜所见及诊断 技巧

- 消化道病变的典型表现是小肠或大肠的纵向溃疡和铺路石样外观。而上消化道可出现次要表现，这些表现对 Crohn 病的诊断和与其他疾病的鉴别极为重要。

- Crohn 病的次要表现有：消化道广泛的不规则 ~ 类圆形溃疡、阿弗他样病变、特征性肛周病变、特征性胃·十二指肠病变。

- 胃的次要表现之一为胃贲门部·胃体上部皱襞上多发的横向沟状凹陷。染色后凹陷呈现更加清晰的竹节样纹理，故称为"竹节样外观"（a，b）。此表现在正常人中也可见到，但在 Crohn 病中更加醒目。此外，胃内还可见到发红、阿弗他样病变伴周边隆起（c）、小溃疡等表现。

- 十二指肠病变出现频率极高，怀疑 Crohn 病时要详细观察十二指肠。典型表现包括具有纵向排列倾向的阿弗他样病变、多发小溃疡、念珠样隆起（d）、鹅卵石样隆起等。十二指肠皱襞可观察到"沟槽样凹陷"的糜烂（e）。

（佐藤　邦彦）

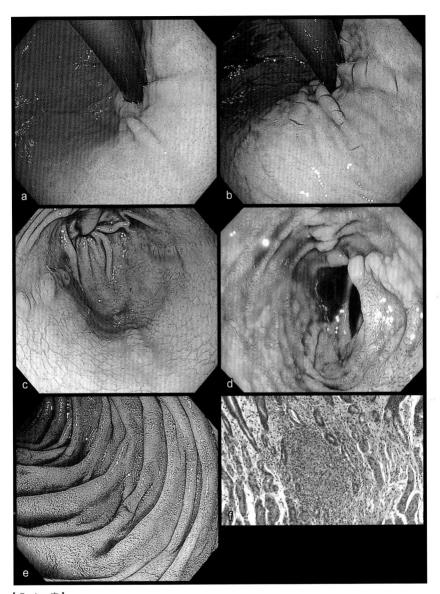

【Crohn 病】

a： 常规内镜所见。胃体上部小弯可见竹节样外观。

b： a 的靛胭脂染色所见。竹节样外观更加清晰。

c： 胃窦可见糜烂、发红。

d： 十二指肠球部的念珠样隆起。

e： 十二指肠降部的沟槽样凹陷。

f： 活检组织所见。可见非干酪性类上皮细胞肉芽肿。

胃溃疡

十二 ▶ 201 页

- 胃溃疡是指胃壁的局限性组织缺损达黏膜下层甚至更深的一种病理状态。
- 由胃底腺分泌的酸性消化液所致的消化性溃疡是胃溃疡形成的主要原因。
- 胃溃疡多见于男性。造成溃疡的两大主要原因为幽门螺杆菌（*H. pylori*）感染和以 NSAIDs（含阿司匹林）为代表的药物作用。
- 以前胃溃疡大部分是由 *H. pylori* 感染所致，近年来随着 *H. pylori* 感染率的降低及除菌治疗的普及，*H. pylori* 相关性溃疡有所减少。尽管如此，目前仍有半数溃疡由 *H. pylori* 引起。
- 大多数 *H. pylori* 相关性溃疡发生于内镜下萎缩边界附近或萎缩区域内，且好发于胃角小弯侧和胃体上部后壁。
- 即使成功除菌，也有 3% 的胃溃疡有复发风险。另外，除菌后也有约 1% 的人在随访中 *H.pylori* 会再次复阳，此时需要考虑幽门螺杆菌的再燃或再次感染。

内镜所见及诊断 技巧

- 良性消化性溃疡按活动期（A₁、A₂）、愈合期（H₁、H₂）、瘢痕期（S₁、S₂）这一临床过程演变，复发时又从瘢痕期返回活动期，故呈现一种"良性周期"（a ~ f）。在日常内镜诊疗中，多采用崎田·三轮分类对良性溃疡进行内镜下分期。
- 良恶性溃疡的鉴别诊断，需要对溃疡的部位和形态（凹陷，边界，周边）进行仔细观察。多数良性溃疡发生于萎缩边界附近或萎缩区域内。形态上，良性溃疡的凹陷底部平滑，边界规则整齐，再生黏膜也均匀分布。而恶性溃疡的边界不规整，可有典型的蚕食像，凹陷内部凹凸不平。溃疡边缘的再生黏膜也呈不均一分布。
- 溃疡急性期周围组织水肿明显时，仅凭肉眼难以鉴别良恶性，因而待到溃疡瘢痕化后再行确认就显得尤为重要。有时不得不借助活检来除外恶性疾病。在应用 PPI、除菌等治疗良性溃疡的手段后，溃疡仍然复发或恶化时，也需要考虑一些其他的良性疾病（如嗜酸性粒细胞性胃炎、巨细胞病毒感染、胃梅毒、胃结核、胃结节病，胶原性胃炎等）。

（外山 雄三）

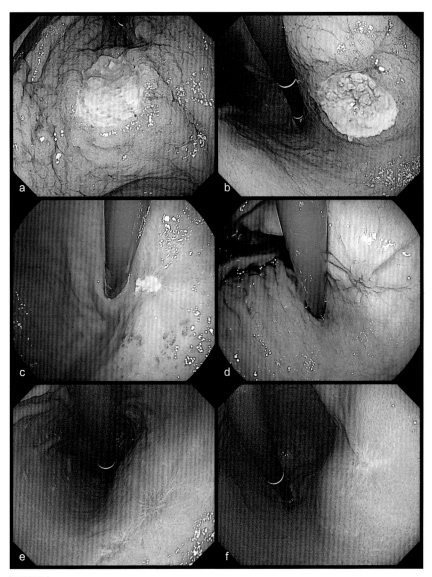

【胃溃疡】

a： 活动期 A_1。溃疡表面覆盖厚白苔，周围黏膜水肿，完全看不到再生上皮。

b： 活动期 A_2。周围黏膜水肿消退，溃疡边缘隐约可见少许再生上皮。

c： 愈合期 H_1。白苔变薄，再生上皮向溃疡内延伸。

d： 愈合期 H_2。H_1 溃疡进一步缩小，溃疡大部分被再生上皮覆盖。

e： 瘢痕期 S_1。溃疡缩小，黏膜缺损被再生上皮完全覆盖（红色瘢痕）。

f： 瘢痕期 S_2。瘢痕处的发红消失，相比周围黏膜更白（白色瘢痕）。

Dieulafoy 溃疡

大肠 ▶ 下 140 页

- Dieulafoy 溃疡为一种胃内浅小溃疡中心显露粗大血管，从而导致大量呕血和黑便的疾病。呕血、黑便是由于溃疡底部黏膜下层偶然存在的粗大、扭曲的血管所致。
- 血管破裂的原因有走行异常、扩张、微小动脉瘤、动静脉畸形等多种说法，但确切原因目前尚无定论。
- 1898 年，Dieulafoy 首次发表论文报道本病。本病多见于胃体，但也有发生于十二指肠、回肠、直肠的报道。本病占上消化道出血性病变的 0.3% ~ 1.5%。
- 有报道表明，本病一般为深度不超过 UL-Ⅱ 的浅溃疡，破裂动脉的最大直径为 350 ~ 2000 μm（多为 1000 μm 以上）。

内镜所见及诊断 技巧

- 本病多表现为好发于贲门、胃体上部 ~ 中部前后壁的单发性 UL-Ⅰ ~ Ⅱ 的浅表性溃疡（**a**）。大小几乎都在 10mm 以下。
- 由于暴露的血管与整个溃疡底部的面积之比较大且比例失衡，因此格外醒目（**b**）。有时也可观察到血管残端本身形成的黑褐色的隆起（**e**）。
- 溃疡底部可见由粗大暴露血管形成的小隆起，通常消化性溃疡所具有的皱襞集中、环堤和再生上皮等表现均难以见于 Dieulafoy 溃疡（**c，d**）。
- 由于病变较小，当胃内血液和食物残渣较多时极易漏诊。故必须利用充分冲洗、吸引、改变体位等操作进行仔细观察才能减少漏诊。
- 通常内镜下止血术（局部注射止血、凝固法、止血夹法等）的止血效果可达 90% ~ 100%（**f**）。0 ~ 6% 需进行外科手术干预，总体死亡率为 0 ~ 3.7%。

（小泽　俊文）

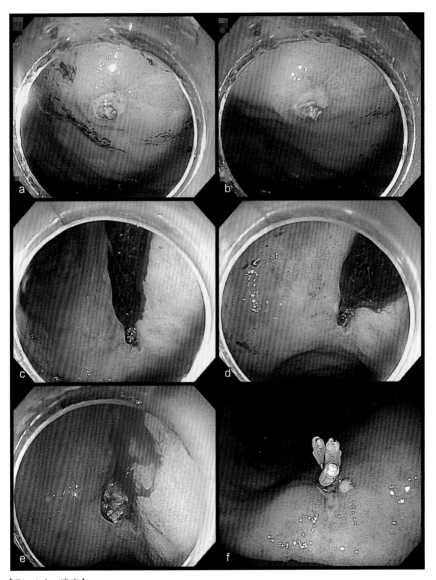

【Dieulafoy 溃疡】
- **a**：胃体上部后壁。可见小型圆形溃疡及大量出血。
- **b**：胃体上部后壁。溃疡中央可见隆起的粗大血管残端。
- **c**：胃体下部小弯。小溃疡中央可见粗大血管残端及附着的血凝块。
- **d**：胃体下部小弯。可见血管占据大部分溃疡面。
- **e**：胃体下部小弯。去除血凝块后，隆起的血管残端可见涌出性出血。
- **f**：局部注射乙醇及金属夹夹闭后未再出血。

NSAIDs 相关性胃病变

- NSAIDs 是引起药物性溃疡的常见原因，常造成溃疡和急性胃黏膜病变（acute gastric mucosal lesion；AGML）。
- NSAIDs 作为解热镇痛药被广泛应用，它能抑制环加氧酶（COX），使与胃黏膜保护相关的前列腺素合成减少，从而削弱黏膜防御机制，此外，NSAIDs 还可直接损伤消化道黏膜或经中性粒细胞发挥间接损害作用。
- NSAIDs 对 COX-1 和 COX-2 两者均有抑制作用，若使用仅选择性抑制 COX-2 的 COX-2 选择抑制剂（塞来昔布等），则可以减少胃溃疡的发生。
- 治疗上建议先停用责任药物。质子泵抑制剂（PPI）、钾离子竞争性酸阻滞剂（P-CAB）、前列腺素制剂均可有效预防复发。

内镜所见及诊断 技巧

- 除胃黏膜外，NSAIDs 也可导致小肠和大肠溃疡。
- 胃角到胃体小弯侧的单发性溃疡是幽门螺杆菌（H.pylori）感染所致胃溃疡的特点。而 NSAIDs 相关胃溃疡多表现为胃窦多发的溃疡性病变，其形态特点为边缘不规则的浅溃疡（**a**，**b**）。
- NSAIDs 相关溃疡的发病部位与是否感染 H.pylori 以及 NSAIDs 的用药时间长短有关。H.pylori 未感染（**a**，**b**）及长期服用 NSAIDs 的病例，溃疡多在胃窦，而 H.pylori 现症感染（**c**，**d**）及短时间服用 NSAIDs 的急性病例，溃疡多见于胃体。
- NSAIDs 引起的 AGML 多表现为胃窦到胃角的多发糜烂、溃疡、水肿、发红、黑色血凝块等（**e**），PPI 治疗有效（**f**）。

参考文献

[1] Mizokami Y, et al. Non-Helicobacter pylori ulcer disease in rheumatoid arthritis patients receiving long-term NSAID therapy. J Gastroenterol 35: 38-41, 2000.
[2] Kamada T, et al. Endoscopic characteristics and Helicobacter pylori infection in NSAID-associated gastric ulcer. J Gastroenterol Hepatol 21: 98-102, 2006.

（角 直树，镰田 智有）

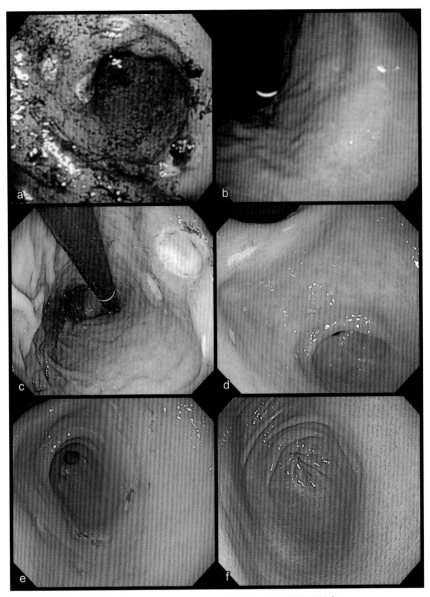

【70 余岁男性。因颈椎病服用 NSAIDs 7 天，因黑便就诊。幽门螺杆菌阴性】
a：胃窦可见多发出血性溃疡性病变。部分溃疡可见血凝块附着。
b：胃体未见溃疡性病变及萎缩性改变。

【60 余岁女性。因腰痛服用 NSAIDs 8 天，因上腹痛就诊。幽门螺杆菌阳性】
c：胃体可见多发边缘规则的溃疡性病变。
d：胃窦到胃角可见多发边缘不规则的糜烂。背景黏膜为萎缩性改变。

【30 余岁男性。上腹痛自行顿服 NSAIDs。因上腹痛、呕吐就诊。幽门螺杆菌阴性】
e：胃窦可见多发糜烂、浅溃疡。
f：服用 PPI 1 个月后，糜烂及溃疡愈合。

胃结节病

- 结节病是一种导致全身肉芽肿性病变的原因不明的炎症性疾病。在日本，1.6%的结节病可见消化道病变，其中大多数为胃部病变。

- 胃结节病通常指全身性结节病在胃内产生肉芽肿的局部表现，但也包括局限于胃的肉芽肿性胃炎（特发性）。日本结节病/肉芽肿性疾病学会称其为"结节病的消化道病变"。

- 胃结节病的肉芽肿为非干酪性，可位于黏膜到浆膜下层之间的任意层次。

- 活检发现肉芽肿时，需要与结核、梅毒及幽门螺杆菌感染引起的肉芽肿，Crohn 病的肉芽肿，肿瘤和异物引起组织反应出现的肉芽肿，血管炎所致的肉芽肿等相鉴别。

- 此外，也要对结节病的其他方面〔如胸部 X 线检查时的双肺门淋巴结肿大（BHL），眼、皮肤表现，血液检查中的 ACE（血管紧张素转化酶），结核菌素反应等〕进行检查，随访观察时需注意在不同时间点其他脏器出现病变的可能。

内镜所见及诊断 技巧

- 本病在内镜下因肉芽肿的深度不同，可表现为多发溃疡和糜烂、具有橡皮样硬度的皮革胃样黏膜肥厚与硬化，以及结节性隆起型病变等。

- 虽然本病无特异性表现，但内镜下往往表现为多发、中央具有褪色～黄白色瘢痕样平缓凹陷面、边缘稍呈黏膜下肿瘤样隆起、同时伴有轻度皱襞集中的病变（a～d）。在中央平缓凹陷面进行活检，可较易发现存在于黏膜固有层的肉芽肿（e，f）。

- 表现为多发褪色调瘢痕样表现的结节病需与 MALT 淋巴瘤相鉴别，结节病的不同之处在于感官上病灶会稍偏厚一些。

参考文献

丸山保彦，他. 肉芽腫を認める上部消化管疾患. 胃と腸 51：1418-1429，2016.

（丸山 保彦）

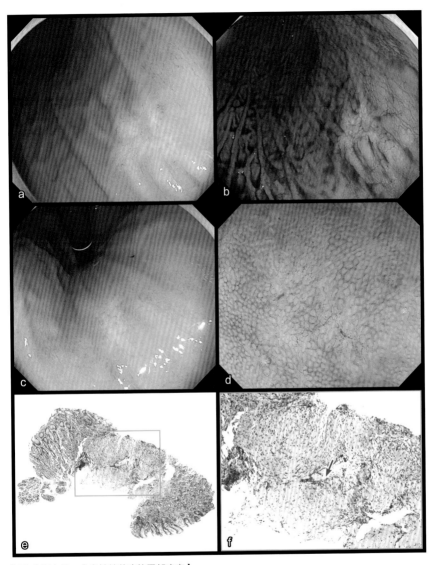

【50 余岁女性。全身性结节病的胃部病变】

a：常规内镜所见。胃体上部大弯近后壁可见伴有轻度皱襞集中的褪色~黄白色区域。此区域总体
　　呈黏膜下肿瘤样隆起，中央具有平缓的凹陷。

b：靛胭脂染色所见。该部位纹理比周围粗糙。

c：常规内镜所见。胃体上部小弯也可见褪色区，周围轻度隆起。

d：c 的放大观察所见。边界线不清，网格状血管的网眼扩大，且腺管开口也变得不清晰。

e：c 病灶处的活检组织学所见。标本中央可见黏膜表面正下方的肉芽肿。

f：e 的□放大所见。可见由类上皮细胞构成的非干酪性肉芽肿（ ➔ ）。

巨细胞病毒感染

食管 ▶ 21 页
小肠 ▶ (下) 14 页
大肠 ▶ (下) 78 页

- 巨细胞病毒（cytomegalovirus；CMV）是疱疹病毒科的 DNA 病毒。幼年时期隐性感染后，CMV 在宿主内多呈终生潜伏性感染，但是对易感宿主而言可发生机会性感染。

- 本病在消化道中呈现各种各样的表现，多发生于大肠和胃，小肠和食管也可发病。

- 近年来，健康成年人群中也有感染发病的报道，故在日常诊疗需多加注意。临床表现多为上腹部疼痛及发热，也可出现疲劳感和食欲不振。

- 血液检查多可见肝功能异常和异型淋巴细胞，也可出现炎症指标上升和低蛋白血症等。

- 确诊有赖于 PCR 检出血中特异的 DNA 片段、CMV 抗体和抗原的检测，以及活检组织中检出核内包涵体等。

内镜所见及诊断 技巧

- CMV 所致的胃部病变表现多样，从胃角到胃窦，特别是以小弯侧为中心可见大小不一的多发糜烂、不规则的地图状溃疡、穿凿性溃疡（**a ~ d**）。另外，常可见到发红、黏膜水肿、黏液附着等表现。

- 尽管不常见，但本病有时可在胃体见到类似于 Ménétrier 病的肿大皱襞，或见到延伸至十二指肠球部的广泛地图状溃疡等表现。

- 由于核内包涵体存在于溃疡边缘的腺上皮细胞内及溃疡底部的肉芽组织表面，故在上述部位进行靶向活检非常重要（**e, f**）。

- 需要与本病鉴别的疾病有：以多发溃疡和糜烂表现为主的急性胃黏膜病变、MALT（mucosaassociated lymphoid tissue）淋巴瘤等恶性淋巴瘤及胃梅毒等感染性疾病、以水肿和狭窄表现为主的皮革胃等。

（石川 智士）

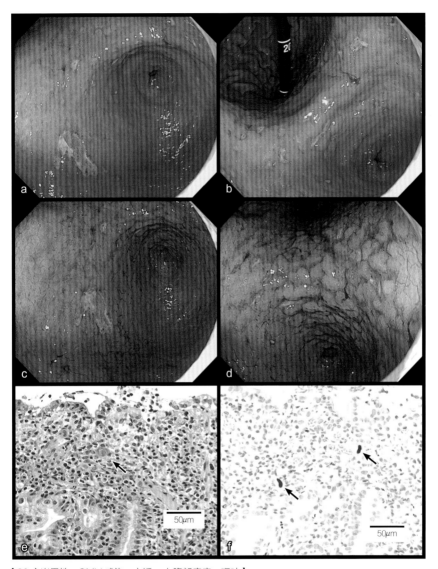

【20 余岁男性。CMV 感染。主诉：上腹部疼痛，呕吐】

a：常规内镜所见。胃窦可见有白苔附着的浅溃疡及糜烂、发红。

b：胃体下部小弯~胃角可见浅溃疡和糜烂，部分易出血。

c：靛胭脂染色所见。胃窦部可见多发的浅溃疡及不规则糜烂。

d：胃角可见多发浅溃疡与不规则糜烂，其间的黏膜呈颗粒状并伴有水肿。

e：胃窦处溃疡底部的活检组织所见。黏膜内可见炎症细胞浸润，血管内皮细胞可见核内包涵体（ ➡ ）。

f：抗 CMV 抗体免疫组化染色下可见核内包涵体呈阳性染色（ ➡ ）。

蜂窝织炎性胃炎

- 蜂窝织炎性胃炎是一种非特异化脓性炎症性疾病，表现为以黏膜下层为中心、波及胃壁全层的剧烈的炎症及水肿。

- 根据病因可将其分为：①原发性；②继发性；③特发性3种类型。原发性是指细菌直接从胃黏膜侵入的情况；继发性是指细菌由其他感染脏器经血流侵入胃壁或邻近脏器的炎症直接波及胃壁的情况；特发性则为原因不明的情况。

- 多急性起病，表现为剧烈的上腹痛及发热。血液检查可见白细胞明显增多及CRP升高。也有部分病例出现急腹症而接受开腹手术。但也有部分病例呈慢性病程。

内镜所见及诊断 技巧

- 急性起病时，除了上述临床症状和血液检测结果外，若腹部CT及腹部B超发现胃壁明显增厚，就可高度怀疑本病可能（**a**）。

- 内镜下表现有：黏膜表面发红、糜烂、水肿、脓液渗出、皱襞肿大。除此之外，胃壁的伸展不良有一定特征性（**b ~ d**）。

- 病变累及的部位不固定，既可出现遍布全胃的广泛性炎症，也可局限于胃体或胃窦部。另外，炎症也可波及食管下段及十二指肠。

- 超声内镜可见第3层肥厚及其内部斑片状低回声（**e**）。

- 活检组织所见，从黏膜层到黏膜下层可见以中性粒细胞为主的炎症细胞浸润（**f**）。活检组织的培养检查可证实致病菌的存在。

- 对于慢性病程的病例，由于临床症状及炎性表现较轻微，因此内镜下需要与弥漫浸润型胃癌和恶性淋巴瘤等相鉴别。

- 一旦确诊，给予强效抗生素进行保守治疗可改善病情。但本病有时可被误诊为弥漫浸润型胃癌及恶性淋巴瘤进而接受胃全切手术，需要慎重诊断。

参考文献

· 赤松泰次, 他. 蜂窝织炎性胃炎. 消内视镜 21: 415-418, 2009.
※ 本稿是以前在上记において报告した症例を一部改变して执笔しました。

（赤松　泰次）

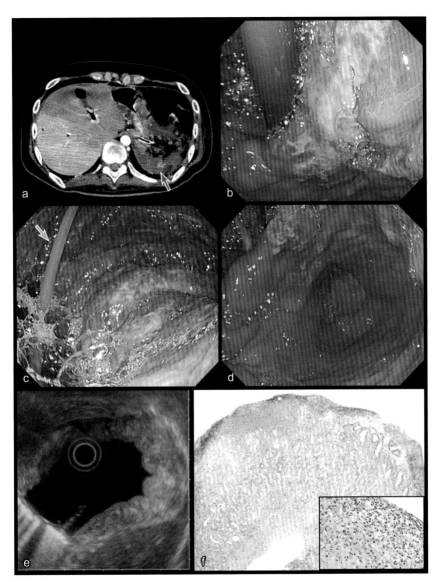

【蜂窝织炎性胃炎】
a： 腹部 CT 所见。可见胃壁显著肥厚（➡️）。
b： 常规内镜所见（胃上部）。可见黏膜发红、糜烂、水肿及脓液。
c： 常规内镜所见（胃体大弯）。可见皱襞肿大、糜烂、水肿。➡️ 处为胃管。
d： 常规内镜所见（胃窦）。黏膜病变较 **b、c** 轻微，但可见胃壁伸展不良。
e： EUS 所见。可见第 3 层肥厚及其内部斑片状低回声。
f： 活检组织所见。整块黏膜可见剧烈炎症和炎性细胞浸润。

胃梅毒

- 梅毒是性传播疾病的代表性疾病，日本近年来梅毒患者数量骤增，时隔 44 年后的 2017 年感染人数再次超过 5000 人，2018 年超过 7000 人，已成为一大社会问题。
- 一期末梅毒的特征性表现为阴部感染黏膜处出现硬下疳，但男性同性恋者间肛交等性行为也可导致直肠黏膜、口腔咽喉部等处出现相应的消化道病变。二期梅毒（感染后数月～数年）表现为全身皮肤多形性病变。极少情况下，消化道也会出现黏膜病变，其中胃是这些病变的好发部位。
- 胃梅毒与一般的梅毒一样，多见于性活跃年龄段（20～40 岁）人群，其中男性多见。症状类似普通胃溃疡，多为上腹痛，也有恶心、呕吐等表现，故仅凭症状难以联想到本病。
- 胃梅毒在治疗上与普通梅毒一样，经过 4 周左右的青霉素治疗即可治愈。

内镜所见及诊断　技巧

- 胃梅毒的典型内镜表现为好发于幽门胃窦部的有融合倾向的不规则多发浅溃疡 / 糜烂。溃疡之间的黏膜凹凸不平、水肿且易出血（**a**）。另外，有时也可见幽门孔开大。
- 鉴别诊断应从病变分布和内镜下形态的相似性着手，需与皮革胃、恶性淋巴瘤、巨细胞病毒性胃炎、急性胃黏膜病变（AGML）等疾病相鉴别。
- 胃梅毒的次要表现为类似于皮肤梅毒疹的黏膜病变（约 10%），如果能熟识这些表现（**b ～ d**），则仅通过内镜图像就可与其他疾病进行鉴别。另外，少数病例的十二指肠中也可出现黏膜疹（**e**）。
- 内镜下怀疑胃梅毒时，通过：①梅毒血清学试验强阳性；②检查伴发的皮肤梅毒疹；③胃活检组织见到以浆细胞为主的炎症细胞浸润后经免疫组化检查（ABC 免疫酶染色法）证明梅毒螺旋体的存在，即可确诊（**f**）。

参考文献

· 小林広幸，他. 消化管梅毒. 胃と腸 37: 379-384, 2002.

（小林　广幸）

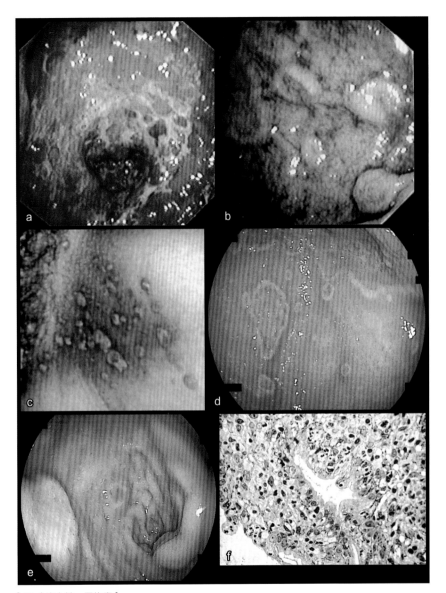

【40 余岁女性。胃梅毒 】
a：常规内镜所见（胃）。幽门胃窦部可见弥漫性不规则的浅溃疡/糜烂。
b：靛胭脂染色所见。胃体部可见二期梅毒出现于会阴部、类似于尖锐湿疣样的散在扁平隆起型病变。
c：皮肤病变所见。会阴部可见尖锐湿疣。
【40 余岁男性。胃梅毒 】
d：常规内镜所见（胃）。在幽门胃窦部可见伴有周边白色隆起的类圆形病变，类似于二期梅毒发生在手掌、足底部的梅毒性干癣。
e：常规内镜所见（十二指肠）。十二指肠也可见数个与 **a～c** 中类似的扁平隆起型病变。
f：活检组织所见。免疫组化检查（ABC 免疫酶染色法），胃黏膜固有层可见大量被染成茶褐色的梅毒螺旋体。

血管扩张症
GAVE，DAVE

小肠 ▶ ⤵26页

- 胃窦毛细血管扩张症（gastric antral vascular ectasia；GAVE）是以胃窦为中心的血管扩张性疾病，为消化道出血的原因之一。
- 胃窦出现放射状纵向排列的血管扩张被称为"西瓜胃"，即狭义的 GAVE。
- 胃窦部出现弥漫性毛细血管扩张的疾病被称为弥漫性胃窦毛细血管扩张症（diffuse antral vascular ectasia；DAVE）。
- 病理学上，GAVE 和 DAVE 均表现为黏膜内毛细血管扩张、纤维蛋白栓塞及玻璃样变性。
- 本病可合并慢性肝病、慢性肾功能不全、主动脉瓣狭窄、硬皮病等自身免疫性疾病，且多以贫血为主诉而被发现。本病发病机制不明，但推测可能与高胃泌素血症、胃蠕动亢进所致的机械性刺激、门脉高压病、肾功能不全等有关。
- GAVE 多见于非肝硬化患者，而 DAVE 多见于肝硬化患者。

内镜所见及诊断 技巧

- 狭义的 GAVE 以胃窦放射状排列的毛细血管发红为特征，外观上类似西瓜皮，故被称为"西瓜胃"（**a**）。
- 典型"西瓜胃"样表现的 GAVE 比较少见，毛细血管稀少时也有被诊断为糜烂性胃炎。近距离下详细观察可见毛细血管扩张（**b**）。NBI 下观察到的茶褐色区域也有助于诊断（**c**）。
- 另一方面，DAVE 表现为胃窦弥漫多发的小型发红性病变（**e**），但胃体和贲门周围也可见毛细血管扩张（**f**）。
- 内镜下氩等离子体凝固（argon plasma coagulation；APC）烧灼可用于 GAVE 及 DAVE 的治疗。APC 烧灼能明显改善病情（**d**）。但本有一定复发率，故需定期随访观察，必要时追加治疗。

（田边 聪）

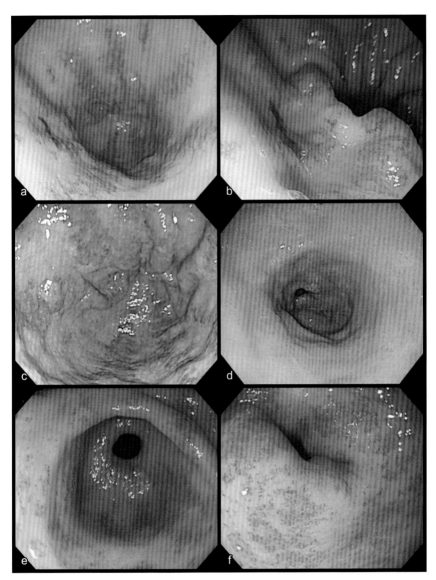

【70 余岁女性。GAVE，合并硬皮病】
a：常规内镜所见（胃窦）。可见放射状纵向排列的毛细血管（西瓜胃）。
b：近距离观察可见发红部分为扩张的毛细血管。
c：NBI 所见（胃窦）。放射状的毛细血管呈现出茶褐色区域。
d：APC 烧灼治疗后内镜所见。GAVE 明显改善。
【80 余岁女性。DAVE】
e：常规内镜所见（胃窦）。可见不规则弥漫分布的毛细血管。
f：常规内镜所见（食管胃结合部）。食管胃结合部也可见弥漫性毛细血管扩张。

淀粉样变性

十二 ▶ 207 页
大肠 ▶ Ⓣ 148 页

- 淀粉样变性是指具有 β- 折叠结构的纤维性异常蛋白（淀粉样蛋白）在各种脏器和组织的细胞外沉积而导致器官功能障碍的一种疾病。
- 本病常好发于心脏、肾脏及消化道。消化道中又以十二指肠及小肠的沉积最为显著。
- 根据脏器损害的累及程度，大致可分为全身性和局限性，全身性对预后影响较大。
- 由免疫球蛋白轻链构成的 AL 型淀粉样蛋白和以血清淀粉样蛋白 A（serum amyloid A protein；SAA）（一种急性期反应蛋白）为前体的 AA 型淀粉样蛋白对消化道的亲和力较高。
- AL 型淀粉样变性除原发性外，还可见于多发性骨髓瘤及巨球蛋白血症。
- AA 型淀粉样变性常合并于关节风湿病、结核感染、Crohn 病等慢性炎症性疾病，考虑为继发性或反应性。

内镜所见及诊断 技巧

- AL 型淀粉样变性在消化道的黏膜肌层、黏膜下层和固有肌层上呈块状沉积。内镜下多表现为多发的黏膜下肿瘤样隆起（**a**）及皱襞肿大，有时也可呈现凹陷样黏膜的改变（**b**）。
- AA 型淀粉样变性沉积于黏膜固有层及黏膜下层的血管壁上。内镜下多呈弥漫性粗糙的细小颗粒状黏膜和多发结节状隆起（**c, d**）等表现。
- 轻症的 AL 型淀粉样变性往往无明显表现。另外，由于胃黏膜萎缩和胃酸的影响，有时表现也不典型。因此怀疑本病时，在十二指肠和胃窦钳取包括黏膜下层血管在内的组织块非常重要。需要鉴别的疾病有：恶性淋巴瘤、嗜酸性粒细胞性胃炎、肉芽肿性胃炎、自身免疫性胃炎及皮革胃等。
- 在病理组织学上，淀粉样蛋白在 HE 染色下表现为淡嗜酸性的无结构物质（**e**），在刚果红染色下呈橙红色，在偏振光显微镜下则呈现苹果绿（**f**）。

参考文献

前畠裕司, 他. 消化管淀粉样变性の临床像. 画像诊断を中心に—胃·十二指肠病变の特征. 胃と肠 49: 301-310, 2014.

（冬野 雄太）

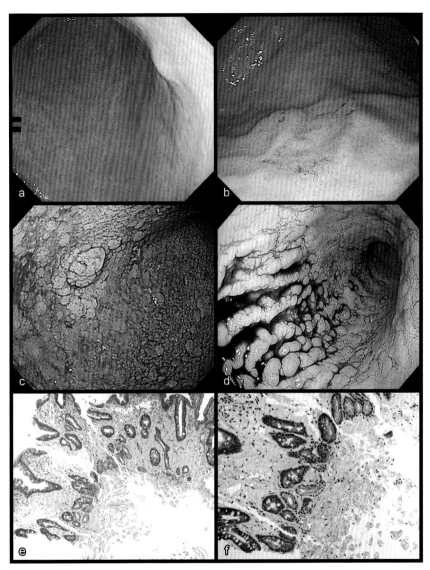

【淀粉样变性】
a： AL 型。常规内镜所见。可见黏膜下肿瘤样隆起。
b： AL 型。可见伴有扩张血管的褪色凹陷样黏膜。
c： AA 型。靛胭脂染色所见。可见细小颗粒状黏膜及结节状小隆起。
d： AA 型。可见多发结节状小隆起。
e： AL 型，活检组织所见（HE 染色）。黏膜固有层到黏膜肌层可见块状嗜酸性玻璃样沉积物。
f： AL 型，活检组织所见（刚果红染色）。偏光显微镜所见。可见弥漫性橙红色，偏振光显微镜下呈现出苹果绿的双折光性。

淀粉样变性   123

胃息肉

食管 ▶ 47 页
大肠 ▶ ⬇164 页

- 息肉这个名词本来用于描述肉眼形态。但在病理组织学上，胃息肉则是胃局限性隆起病变中上皮性非肿瘤性病变的总称，其中绝大部分为胃底腺息肉和增生性息肉。
- 胃底腺息肉多见于未感染幽门螺杆菌（*H.pylori*）的胃。长期服用 PPI 也被认为与本病发病有关。孤立性病变几乎不发生癌变，故无须随访观察。家族性腺瘤性息肉病（FAP）伴发的胃底腺息肉病约 25% 可发生癌变，故需纳入随访观察。
- 增生性息肉多发生于 *H.pylori* 感染的炎症背景下，部分可在除菌后缩小或消失。由于其癌变率为 1%～10%，因此需要随访观察。当息肉有增大趋势、怀疑癌变或可能导致贫血时，应考虑内镜下切除。

内镜所见及诊断 技巧

- 胃底腺息肉发生于没有萎缩的胃底腺黏膜，与周围黏膜色调相同。呈山田 Ⅱ 型或 Ⅲ 型隆起，表面平滑，有光泽，大小多在 5mm 以下（**a**）。
- 胃底腺息肉在 NBI 放大观察下可见规则的圆形腺管开口及围绕它的网格样上皮下毛细血管，与周围的胃底腺黏膜结构相同。
- 增生性息肉可发生于胃的任何部位，由于血管丰富而发红。表现为山田 Ⅱ～Ⅳ 型的隆起，表面多可见糜烂及白苔附着，具有"烂草莓样"外观（**c**）。
- 增生性息肉的 NBI 放大观察可见小凹间区扩张，但微细表面结构和微血管结构与周围黏膜类似，没有明确的边界（demarcation line；DL）。
- 病灶较大（>2cm）、不规则（左右不对称）分叶状的病变并发癌的概率增加，NBI 放大观察下有明确边界、其内部存在着不规则微细表面结构或微血管结构的区域等表现有助于癌的诊断（**e**）。
- 最近，有报道发现在 *H.pylori* 未感染的胃中发生的与增生性息肉类似的小凹上皮型低度异型癌。发红的乳头状结构呈现出树莓样外观（**f**）。乳头状结构的大小和形态不均一及背景黏膜的不同是其与增生性息肉的重要鉴别点。

（大森 正泰，上堂 文也）

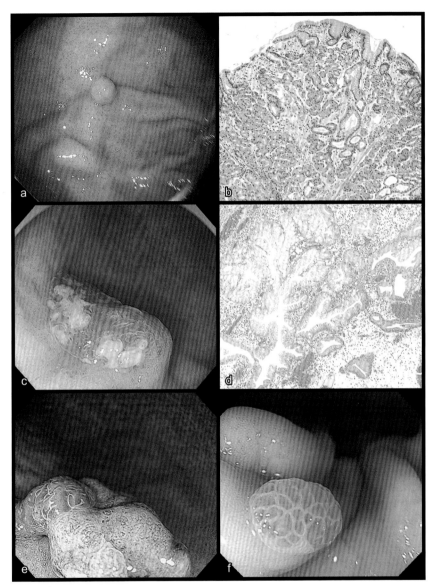

【 胃息肉 】

a： 胃底腺息肉的常规内镜所见。表面平滑且有光泽。

b： 胃底腺息肉的活检组织病理所见。

c： 增生性息肉的常规内镜所见。息肉带蒂（山田Ⅳ型）且顶部发红，到处可见白苔附着。

d： 增生性息肉的病理组织所见（EMR）。

e： 增生性息肉癌变病例（NBI 放大所见）。癌成分与非癌部位分界清晰，内部可见不规则的微血管。

f： 树莓样外观的小凹上皮型癌。背景黏膜是没有萎缩的胃底腺黏膜，乳头状结构稍显不规则。

胃腺瘤

十二 ▶ 217 页
小肠 ▶ (下) 36 页
大肠 ▶ (下) 166 页

- 胃腺瘤是良性的上皮性肿瘤，根据病理组织学特征，可分为具有肠型（主要为小肠型）细胞表型的管状腺瘤和具有胃型细胞表型的幽门腺腺瘤。
- 胃腺瘤以肠型居多，胃型相对少见。
- 肠型腺瘤癌变概率较低，但发生于胃上、中部，与胃底腺假幽门腺化生相关的胃型腺瘤的癌变潜能较高。
- 本病与高分化管状腺癌的鉴别、是否伴发腺瘤内癌及将来的癌变风险等也是临床关注的问题，因此在诊断方面需谨慎对待。

内镜所见及诊断 技巧

- 常规内镜观察下多表现为大小 <2cm、边缘清晰的褐色调低平隆起型病变，极少数情况下也可见凹陷型病变。
- 隆起的表面多较为平滑，但也可呈现结节状改变。
- NBI 放大内镜观察未见不规则的网状血管，表面微细结构也相对规则，但可见弥漫存在的亮蓝嵴（light blue crest；LBC）。
- 有些报道指出，本病在病程随访中未见颗粒・乳头状的纹理，以及 WOS（白色不透明物质）的出现或消退等变化。
- 病理上可见轻度结构异型的腺管，活检标本的 Group 分类归为 Group3。
- 治疗原则参照癌的治疗，首选内镜切除，但也有部分病例选择外科切除。对于病灶较小、异型度较低的肠型腺瘤也可进行随访。

参考文献
· 胃の腺腫―診断と治療方針. 胃と腸 49：1803-1897，2014.

（时冈 聪）

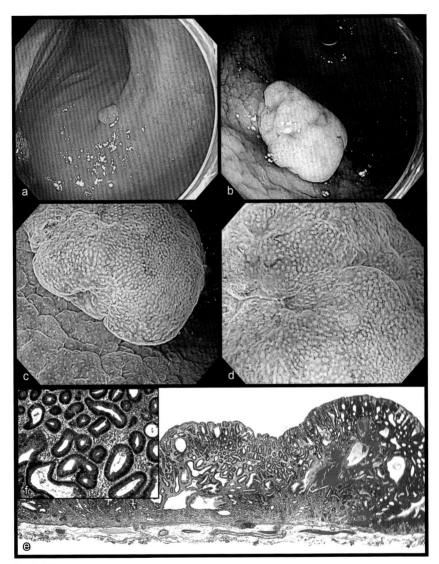

【胃腺瘤】

a: 常规内镜所见（远景）。胃体上部大弯后壁侧可见大小 8mm、边缘清晰的褪色调隆起型病变。

b: 靛胭脂染色后近距离观察所见。病变表面稍具颗粒感。其小弯侧可见原先医疗机构活检后的瘢痕。

c, d: NBI 放大观察所见〔弱放大（**c**），高倍放大（**d**）〕。病灶腺体开口密度高于背景黏膜，小凹边缘上皮（marginal crypt epithelium；MCE）呈现闭合的圆形~椭圆形结构，故微表面结构轻度不规则。每个血管襻大小相近、形态均一，判断微血管构造规则，诊断为与隆起分布一致、边界线阳性的肿瘤性病变。此病例未见 LBC。

e: 病理组织所见（弱放大）。可见由高柱状上皮构成的管状腺瘤密集增生。

f: 高倍放大所见。可见肠型的中度异型性管状腺瘤。

进展期胃癌

- 《胃癌处理规约（第 15 版）》将胃癌的肉眼形态分为 0~5 型，共计 6 型。0 型多为癌的浸润深度不超过黏膜下组织（黏膜下层）时的肉眼形态。1~5 型（进展期型）多为浸润深度达固有肌层甚至更深时的肉眼形态（图 1）。

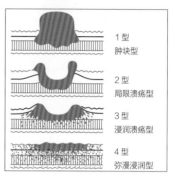

图 1　胃癌的肉眼形态

（图中标注：1 型 肿块型；2 型 局限溃疡型；3 型 浸润溃疡型；4 型 弥漫浸润型）

- 0 型多用于早期胃癌肉眼形态的亚分类。
- 本分类仅判断病灶肉眼形态，与浸润深度无关，病理上的深度超过 MP 的病变也有可能为 0 型。肉眼形态分类也会同时记录浸润深度，临床判定深度时前缀为 c，病理诊断明确深度时前缀为 p，术前接受治疗的病例前缀为 y（例：0-Ⅱc 型，cT3.2 型，pt1b 等）。

内镜所见及诊断 技巧

- 1 型 肿块型（**a**）：可见边界清晰的粗大隆起，表面呈结节状且凹凸不规则，但未形成明显溃疡。注气充分伸展胃壁后进行观察，可见由于癌浸润肌层以深而导致的基底部周边胃壁伸展不良的表现。
- 2 型 局限溃疡型（**b**）：溃疡和其周围形成边界清晰的环堤，溃疡不规则且环堤多呈粗糙、结节状。浸润至黏膜下层以深的癌很少向环堤外侧大范围浸润。
- 3 型 浸润溃疡型（**c，d**）：溃疡及其周围存在边界不清的浸润，伴胃壁肥厚。肉眼形态可与 2 型类似，但由于癌向周边浸润，导致环堤崩陷、周边正常黏膜处胃壁肥厚等表现，观察时需多加留意。
- 4 型 弥漫浸润型（**e，f**）：未见明显的溃疡及环堤，而呈现浅表型的形态（例：0-Ⅱc 型），由于肿瘤在黏膜下层以深弥漫性浸润，除了浸润深度外还要特别关注病灶范围。仔细观察胃体黏膜皱襞的表现及胃壁肥厚等征象至关重要。

（入口　阳介）

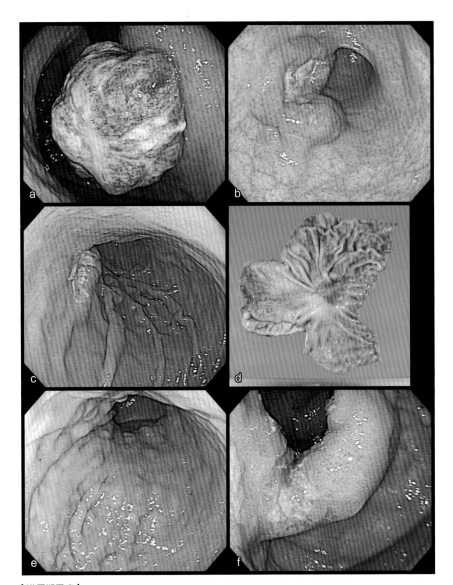

【进展期胃癌】

a： 1 型 肿块型（常规内镜所见）。胃肝样腺癌。pType 1，T3（SS），45mm×36mm×14mm，Ly0，V3，pN0（0/48）。

b： 2 型 局限溃疡型（常规内镜所见）。胃低分化腺癌。pType 2，pT2（MP），55mm×49mm×10mm，Ly3，V2，pN1（2/50）。

c： 3 型 浸润溃疡型（常规内镜所见）。

d： 3 型 浸润溃疡型（远端胃切除术后新鲜标本）。胃印戒细胞癌。pType 3，T4a（SE），140mm×90mm，Ly2，V1，pN0（0/59）。

e： 4 型 弥漫浸润型（常规内镜所见）。胃印戒细胞癌。pType 4，T4a（SE），220mm×170mm，Ly2，V2，pN3a（18/60）。

f： 贲门大弯后壁见原发灶。

早期胃癌①隆起型（0-I）

胃 ▶ 132, 134 页

- 0 型　癌肿浸润深度未超过黏膜下组织（黏膜下层）时多呈现此肉眼形态。进一步可分为 5 种亚型（**图 1**）。

- 0-I 型　隆起型：可见明显肿块状隆起。

- 0-II 型　浅表型：隆起及凹陷轻微或几乎不可见。

　　0-IIa　浅表隆起型：属于浅表型，但可见低平隆起。

　　0-IIb　浅表平坦型：未见超过正常黏膜凹凸范围的隆起及凹陷。

　　0-IIc　浅表凹陷型：可见轻微糜烂或黏膜的浅凹陷。

- 0-III 型　凹陷型：可见明显的深凹陷。

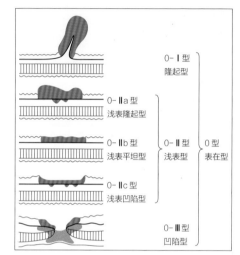

图 1　早期胃癌的肉眼形态分类

- 《胃癌处理规约（第 13 版）》将隆起高度在正常黏膜厚度 2 倍以内的归为 0-IIa 型，超出此限度的归为 0-I 型。但实际应用中，将隆起高度 ≤ 2mm 左右的归为 0-IIa 型，高度 >2mm 的归为 0-I 型。

- 有混合成分的 0 型病变按病灶范围从大到小的顺序用 "+" 号连接并依次记录（例：0-IIc + III）。若病灶范围不相上下，则先记录肉眼形态较突出的成分（例如：0-IIa + IIc）。

内镜所见及诊断 技巧

- 0-I 型　隆起型，组织学类型多为分化型（pap，tub1~2），浸润深度与隆起的形态（有蒂，无蒂）、表面性状、基底部的形态等因素相关，但一般大小不超过 20mm 的病灶 92% 为 pT1a (M)，大小超过 30mm 的多为 pT1 (SM)。

（入口 阳介）

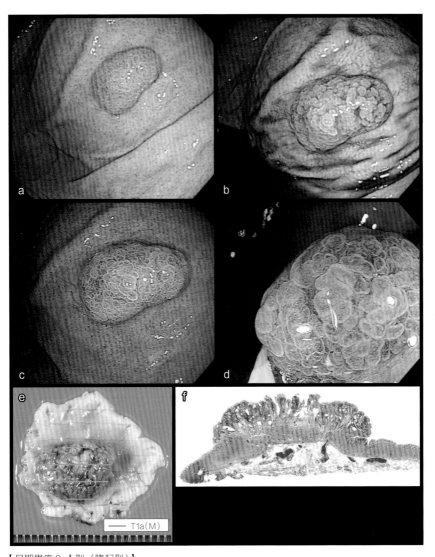

【早期胃癌 0- Ⅰ型（隆起型）】

pType 0- Ⅰ，pT1a（M），12mm×8mm×5mm，Ly0，V0，胃型。

a：常规内镜所见。胃体上部大弯侧可见大小 10mm 的发红 0- Ⅰ型病灶。

b：靛胭脂染色所见。可见微小颗粒样的表面性状，颗粒大小不均且排列紊乱。

c：NBI 观察所见。大小不等、排列不规则的结构清晰可见。

d：NBI 放大观察所见。可见非乳头状的高分化腺癌。

e：ESD 切除标本。

f：病理组织全貌。胃高分化管状腺癌。

早期胃癌②浅表隆起型（0-Ⅱa）

胃 ▶ 130, 134 页

- 浅表隆起型（0-Ⅱa型）是与周围黏膜界限清楚、高度不超过2mm左右的隆起型病灶。周边可伴有平坦型病变（0-Ⅱb）。

- 根据隆起形成的差异可分为上皮性隆起和非上皮性隆起，两者的鉴别对浸润深度的诊断很重要（**图1**）。

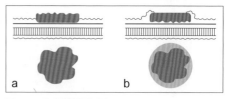

图1　0-Ⅱa型的边缘隆起
a：上皮性隆起。隆起边界清晰。肉眼可见病灶不规则外凸，形成具有切迹的分叶状、菊花状形态。
b：非上皮性隆起。隆起边界不清。肉眼形态呈类圆形。

- 正常黏膜和隆起的交界处，即隆起的耸立部分，若为肿瘤性成分则属于上皮性隆起，若为平缓的正常黏膜则是由黏膜深层或黏膜下层以深的肿瘤形成的非上皮性隆起。

内镜所见及诊断 技巧

- 上皮性隆起由于具有外凸性发育的特点，因此其肉眼形态多呈现为菊花状或具有切迹的分叶状。色调因背景黏膜、黏液性质及组织架构的不同而有所差异，可表现为发红～正常色调～褪色调的任意一种。尤其在呈现褪色调的情况下，需与腺瘤相区别。

- 组织学类型分化型占96.8%，其中tub1～2约占89.8%。

- 若观察到病变内的浅凹陷、隆起较高、色调改变等与周围不一样的征象，则需考虑pT1b（SM）浸润的可能性。由于病变本身为黏膜内的增殖性隆起，故pT1b（SM）浸润时较难出现黏膜下层肥厚、伸展不良的表现，因而某些病例诊断较为困难。从肿瘤大小角度来看，20mm以下的病灶pT1b（SM）浸润率极低，仅为7.6%，因此多适合内镜下治疗。

- 非上皮性隆起中，黏膜下层的浸润会抬高病变周边的正常黏膜，且隆起较为平缓。浸润深度达pT1b（SM）以深的可能性较大。

参考文献
· 長浜隆司，他. 胃癌―临床的分类. 胃と腸 52: 27-35, 2017.

（入口 阳介）

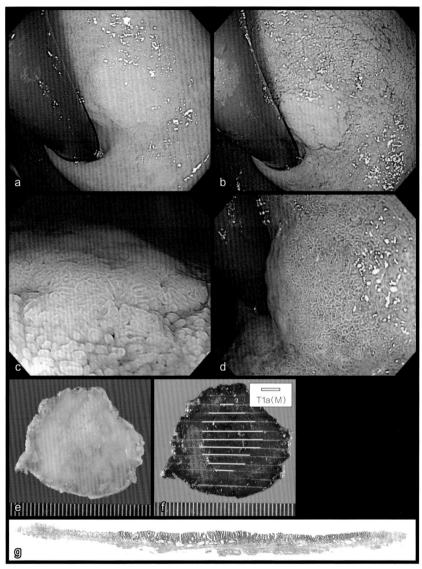

【早期胃癌 0-Ⅱa 型（浅表隆起型）】

pType 0-Ⅱa，pT1a (M)，22mm×15mm，tub1≫tub2，Ly0，V0。

a： 常规内镜所见。贲门小弯侧可见大小约 20mm、低平的褐色调隆起型病变。

b： 靛胭脂染色所见。低平隆起病变的边界清晰化，由向外凸出的分叶状形态推断其为肿瘤性病变。肛侧的部分边界稍模糊。

c： 放大所见。放大下可见病变表面结构与周边存在差异，使得病变肛侧的边界变得清晰。

d： NBI观察所见。NBI 强调了病变色调及结构与周边的差异性，使得病变肛侧边界不清的部分清晰化。

e： ESD 切除标本。

f： 标本复原所见。

g： 病理组织全貌。胃高分化管状腺癌，ESD。

早期胃癌③浅表凹陷型（0-Ⅱc）

胃 ▶ 132 页

- 浅表凹陷型（0-Ⅱc 型）是表现为轻微糜烂或黏膜浅凹陷的病灶。
- 对于浅表凹陷型（0-Ⅱc 型）病灶，在组织学类型上，分化型癌和未分化型癌出现的频率均较高。在浸润深度上，除了 T1a、T1b 等早期癌，呈现为 0-Ⅱc 形态的 T2（MP）以深的进展期癌也不少见。因此浸润深度及病变范围的判断必须基于详细观察下的图像诊断，从而指导后续治疗方案的落实。

内镜所见及诊断技巧

- 诊断组织学类型及浸润深度的观察要点，需结合发生部位与组织学类型间的关系，从以下 3 个方面考虑：①凹陷面；②凹陷边界；③凹陷的外缘（外侧）（图1）。背景黏膜萎缩肠化明显时多考虑分化癌，萎缩轻微时多考虑未分化癌。此外，诊断时还需判断病灶是否与分化型/未分化型各自的肉眼形态特征一致（图2）。

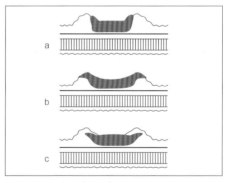

图1　浅表凹陷型（0-Ⅱc）的边缘隆起类型
a：凹陷边缘因增生而形成的隆起。
b：癌如同骑跨在凹陷外侧正常黏膜表层而形成的隆起。
c：癌在凹陷外侧黏膜层的中部进展形成的隆起。

- 分化型（典型表现）：①凹陷面发红，相对平滑，有类似胃小区的结构，凹陷内隆起多细小且较少；②凹陷边界平缓且不清晰；③凹陷外缘（外侧）因增生等因素出现隆起，向病灶集中的皱襞逐渐变细。
- 未分化型（典型表现）：①凹陷面呈褪色调，内部无结构～高度不规则，凹陷内隆起多不规则且相对粗大；②凹陷边界呈断崖状，向病灶集中的皱襞骤然中断；③凹陷外缘（外侧）有时可见因癌的黏膜层内进展所致的不明显的隆起。

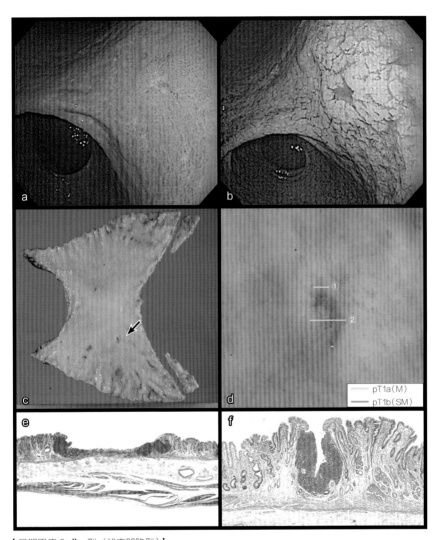

【早期胃癌 0-Ⅱc 型（浅表凹陷型）】

Type 0-Ⅱc，T1a（SM 250 μm），10mm×5mm，Ly0，V0，pN0。

a： 常规内镜所见。胃角后壁可见稍显褪色调的不规则凹陷，周边隆起。

b： 靛胭脂染色所见。凹陷边界清晰，凹陷边缘呈棘状，外侧可见隆起。

c： 保留幽门的远端胃切除术的固定标本。胃角部后壁可见大小约 10mm 的不规则凹陷型病变。
凹陷边缘呈棘状，外侧伴有隆起。

d： 复原图所见。凹陷中央部可见 pT1a（SM）浸润。

e： 组织病理学所见（**d** 的切片，②的中央凹陷部）。凹陷区域由实性增殖的低分化腺癌形成，凹陷边缘
处肿瘤在黏膜层内增殖并向外侧进展，故形成边缘隆起（134 页，**图 1c**）。部分可见 T1a(SM)浸润。

f： 组织病理学所见（**d** 的切片，①的凹陷边缘棘状部）。低分化腺癌在黏膜内增殖形成深在的沟
状凹陷。凹陷边缘外侧可见组织增生。

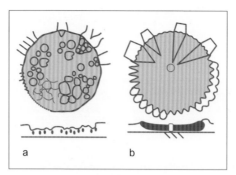

图2　0-Ⅱc病灶不同组织学类型的形态特点
a： 未分化型癌。黏膜表层形成大小不等的糜烂及再
　　生上皮（大小不同的颗粒状凹凸结构及糜烂）。
b： 分化型癌。黏膜表层为癌上皮，呈块状发育
　　（平滑，微小颗粒状、凹凸改变较平缓）。

● 黏膜下层以深的浸润、合并溃疡瘢痕，糜烂或再生性变化等情况可使凹陷面
　的表现多样化。在诊断浸润深度时，若见到凹陷内的平缓隆起（凹陷内隆起）、
　更加深在的凹陷（二段凹陷）、病灶整体隆起（平台样隆起）等征象时需考虑
　pT1b（SM）深部浸润。

参考文献

· 丸山保彦，他. 早期胃癌の肉眼型—決め方・考え方とその典型像　2) 0Ⅱc型，0Ⅲ型. 胃と腸 44: 522-532,
2009.

（入口　阳介）

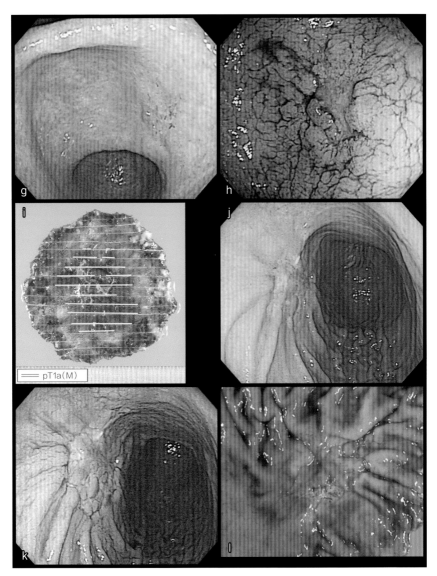

【早期胃癌 0-Ⅱc 型（浅表凹陷型）】（续）

g： 常规内镜所见。胃窦后壁可见发红的颗粒状隆起及其周围黏膜不规则的表现。

h： 靛胭脂染色所见。可见部分边界不清的凹陷面，凹陷内可见小~微细的颗粒样结构，边界呈棘状，部分边界不清。

i： 复原图所见。病理组织学诊断：高分化管状腺癌，pType 0-Ⅱc，T1a（M），26mm×25mm，tub1≫tub2，small intestinal type，Ly0，V0。

j： 常规内镜所见。胃体中部前壁可见伴有皱襞集中及皱襞中断的褪色调凹陷型病变。

k： 靛胭脂染色所见。凹陷内可见大小不等的颗粒样结构，可见朝向凹陷集中的皱襞骤然中断。

l： 切除标本。病理组织学诊断：印戒细胞癌合并低分化腺癌。pType 0-Ⅱc，T1b2（SM 3400μm），72mm×35mm，sig+por2，mixed type，Ly0，V0，pN0。

胃底腺型胃癌

胃 ▶ 140 页

- 胃底腺型胃癌（gastric adenocarcinoma of fundic gland type）是《胃癌处理规约（第 15 版）》中以"胃底腺型腺癌"为名新增的特殊型胃癌之一，是笔者等于 2010 年提出的罕见的低异型度·低恶性度的胃肿瘤。
- 病理组织学上，胃底腺型胃癌属于向胃底腺分化的分化型腺癌，确诊需通过 pepsinogen-Ⅰ（主细胞标记）、H^+/K^+-ATPase（壁细胞标记）等标记物的免疫组化染色明确肿瘤向胃底腺细胞分化（**d ~ h**）。
- 本病具有明确的临床病理特征及内镜下特征，被认为是无幽门螺杆菌感染的胃癌的一种。由于胃底腺型胃癌的癌变机制可能与普通分化型胃癌不同，因此可以说其在今后也是值得关注的特殊分化型胃癌。

内镜所见及诊断 *技巧*

- 常规白光观察下的特征性表现有以下 4 种：①黏膜下肿瘤样的隆起型病变；②褪色调或发白；③扩张的树枝状血管；④背景黏膜未见萎缩（**a, b**）。
- NBI 放大内镜观察下的特征性表现也有 4 种：①未见明确的边界线（DL）；②腺管开口部（crypt opening；CO）扩张；③小凹间区扩张；④微小血管缺少不规则性（**c**）。
- 由于胃底腺型胃癌的表面通常被覆非肿瘤黏膜，若根据 VS 分型体系及胃上皮性肿瘤的放大内镜诊断体系（MESDA-G）则判断为规则微血管形态（MV pattern）+ 规则微表面结构（MS pattern）+ 无边界线（DL），往往诊断为非癌。
- 本病内镜下可见各种色调及形态，通常分为 4 种类型：①白色隆起型；②白色平坦·凹陷型；③红色隆起型；④红色平坦·凹陷型。通过内镜所见推测表层非肿瘤上皮与上皮下肿瘤间的关系与本病诊断密切相关。

参考文献

Ueyama H, et al. Gastric adenocarcinoma of fundic gland type (chief cell predominant type) proposal for a new entity of gastric adenocarcinoma. Am J Surg Pathol 34：609-619, 2010.

（上山　浩也）

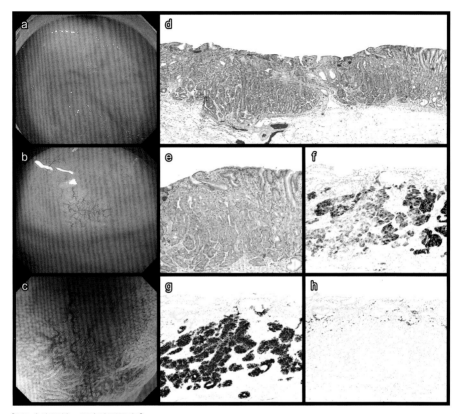

【70 余岁男性。胃底腺型胃癌】

Type 0-Ⅱa，6mm×5mm，pT1b（SM1）（250μm），UL0，Ly0，V0，HM0，VM0。

a, b： 常规内镜所见。胃底穹窿部可见大小 6mm、白色的黏膜下肿瘤样隆起型病变。背景黏膜未见萎缩及肠化，病变表面可见树枝状扩张血管。

c： NBI 放大所见。未见明确 DL，但可见小凹间区扩张与缺乏不规则性的微小血管。内镜下判断为规则 MV pattern+ 规则 MS pattern，且无 DL，诊断为非癌。

d, e： HE 染色所见。表面被覆非肿瘤上皮，其深部可见类似胃底腺细胞的低异型度肿瘤细胞，浸润至 SM 250μm。

f： MUC6 染色。肿瘤细胞弥漫阳性。

g： pepsinogen-Ⅰ染色。肿瘤细胞弥漫阳性。

h： H⁺/K⁺-ATPase 染色。极少部分肿瘤细胞阳性。

胃底腺黏膜型胃癌（腺癌）

胃 ▶ 138 页

- 近年来，胃底腺型胃癌根据病理组织学特点进一步分为胃底腺型腺癌与胃底腺黏膜型腺癌。胃底腺黏膜型腺癌是胃底腺型腺癌的一种组织亚型，在向胃底腺分化的同时还表现出类似小凹上皮分化的特点，肿瘤组织除 pepsinogen-I 和 / 或 H^+/K^+-ATPase 阳性外，MUC5AC（小凹上皮细胞的标记物）也呈阳性。

- 具体来说，除了往胃底腺分化的癌区域的 pepsinogen-I 和 / 或 H^+/K^+-ATPase 标记阳性外，小凹上皮分化的癌区域的 MUC5AC 标记同时阳性是诊断本病的必要条件。本病大多表层为小凹上皮型癌而深部为胃底腺型癌，但也有部分病例呈混杂分布或表层被覆非肿瘤性黏膜。

- 相对于胃底腺型腺癌，胃底腺黏膜型腺癌的恶性度可能较高，病理组织学上也存在较多变异，有待今后进一步完善分类及详细的解析。

内镜所见及诊断 技巧

- 胃底腺黏膜型腺癌白光内镜观察时的 4 大特征，以及根据色调和肉眼形态划分的 4 种类型出现的频率与胃底腺型胃癌相比没有太大差异（参考第 138 页），但本病肿瘤直径更大，边界相对清晰，表面结构的凹凸感及不规则感更加明显。

- 由于向小凹上皮分化的肿瘤成分显露于表层，故 NBI 放大观察往往可见不规则的微血管形态 / 微表面结构（MV/MS pattern），诊断为癌的可能性较高。但也有部分病例表层肿瘤成分异型度较低或存在非肿瘤性黏膜，判断为规则的 MV/MS pattern，从而被诊断为非癌。

- 通常来说，通过内镜表现推测表层是否存在小凹上皮型癌成分以及表层非肿瘤性上皮与上皮下肿瘤间的关系，有助于胃底腺型胃癌（含胃底腺黏膜型腺癌）的内镜下诊断。

参考文献

上山浩也，他. 胃底腺型胃癌. 胃と腸 53: 753-767, 2018.

（上山 浩也）

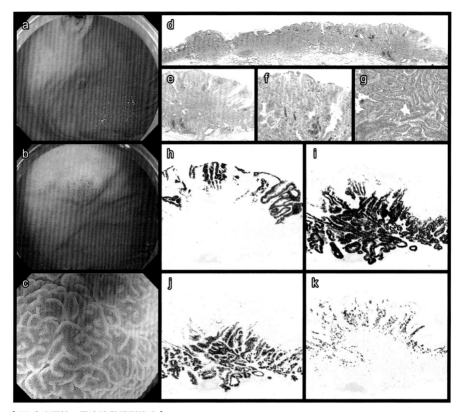

【60余岁男性。胃底腺黏膜型腺癌】

Type 0-Ⅱa，15mm×13mm，pT1b（SM2）（700 μm），UL0，Ly0，V0，HM0，VM0。

a, b: 常规内镜所见胃底穹窿部可见大小 15mm、发红的隆起型病变。背景黏膜未见萎缩性变化及肠上皮化生，表层的表面结构较规则。

c: NBI 放大观察所见。表面微细结构相对规则，可见弧形的小凹边缘上皮（marginal crypt epithelium；MCE）及小凹间区的扩张，但微血管结构无法辨认，判断为微血管形态缺失（absent）+ 规则微表面结构，且存在边界线，诊断为非癌。

d~f: HE 染色所见。向小凹上皮分化的癌显露于表层。

g: 深部存在连续的胃底腺型胃癌成分。

h: MUC5AC。阳性染色仅集中于往表层向小凹上皮分化的癌细胞。

i: MUC6。深部胃底腺型胃癌成分的肿瘤细胞弥漫阳性染色。

j: pepsinogen-Ⅰ。深部胃底腺型胃癌成分的肿瘤细胞弥漫阳性染色。

k: H⁺/K⁺-ATPase。深部胃底腺型胃癌成分的肿瘤细胞的一部分呈阳性染色。

小凹上皮型胃癌
（树莓样胃癌）

- 近年来，有关幽门螺杆菌（*H. pylori*）未感染的胃底腺黏膜发生的树莓样小凹上皮型胃癌的报道引起广泛关注。由于病灶明显发红，呈现树莓样的色调和形态，故被称为"树莓样病变"。

- 小凹上皮型胃癌的色调及形态与增生性息肉类似，过去可能将其作为非肿瘤而进行随访观察。这种胃癌的概念较新，发病率及发生机制至今还未明确。

内镜所见及诊断 技巧

- 树莓样小凹上皮型胃癌的特征是瘤体较小，好发于 *H.pylori* 未感染的胃体上、中部的大弯侧。

- 常规内镜下，小凹上皮型胃癌表现为整体明显发红、具有结节状或颗粒状表面结构的隆起型病变（**a，b**）。

- NBI 放大观察下边界线（DL）阳性，微表面结构呈现轻度不均一，即 regular ~ irregular microsurface（MS）pattern；微血管形态不均一，即 irregular microvascular（MV）pattern，且微血管密集增生（**c**）。根据 VS 分型体系及胃上皮性肿瘤的放大内镜诊断体系（MESDA-G）可判断为不规则 MV pattern+ 规则 ~ 不规则 MS pattern，且存在边界线，诊断为癌。

- 病理组织学上，可见类似小凹上皮的肿瘤细胞形成的低异型度高分化腺癌，表达向小凹上皮分化的完全胃型的黏液表型（MUC5AC）（**d，e**）。虽然目前报道的病例全都为黏膜内癌，但 MIB-1（Ki-67）标记指数提示增殖活性较高，这也是本病的特点之一（**f**）。

- 本病需要与呈现树莓样外观的疾病相鉴别，相关鉴别疾病有：*H.pylori* 未感染胃内发生的增生性息肉、胃底腺型胃癌相关肿瘤、PPI 相关性息肉等，但目前内镜下难以鉴别这些疾病。

参考文献

Isono Y, et al. Gastric adenocarcinoma coexisting with a reddish semipedunculated polyp arising from Helicobacter pylori-negative normal gastric mucosa: a report of two cases. Clin J Gastroenterol 11: 481-486, 2018.

（谷田贝 昂，上山 浩也）

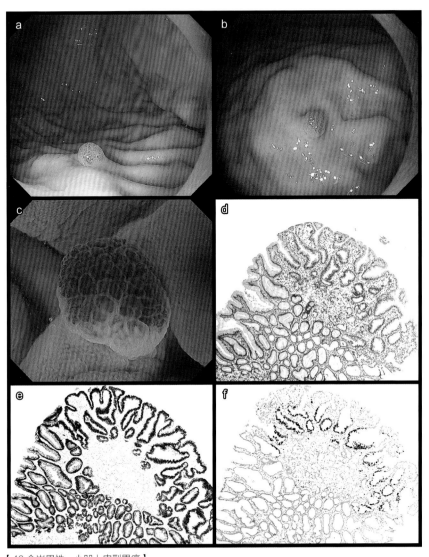

【40余岁男性。小凹上皮型胃癌】

Type 0-Ⅰ，3 mm，pT1a（M），UL0，Ly0，V0，HM0，VM0。

a： 常规内镜所见。胃体上部大弯前壁可见 3mm 左右的发红隆起型病变。病灶整体明显发红，表面具有结节/颗粒状结构，外观形似树莓。

b： 俯视所见。隆起边缘可白色非肿瘤性黏膜。

c： NBI 放大观察所见。可见稍不规则的多边形小凹边缘上皮及高密度的不规则微血管结构。

d： 病理组织所见（HE 染色）。可见由类似小凹上皮的肿瘤细胞构成的低异型度高分化腺癌。

e： MUC5AC 染色。肿瘤细胞弥漫阳性。

f： Ki-67 阳性细胞多集中于深部，MIB-1 标记指数达 50% 左右。

低异型度分化型腺癌

- 低异型度分化型癌是在病理组织学上缺少细胞异型性及结构异型性的超高分化癌。这类癌类似正常上皮，诊断较为困难。
- 按照分化形态及黏液表型，可分为以下种类及特征：①胃型腺癌（与胃固有腺体及其反应性变化难以鉴别的胃癌）；②肠型低异型度癌（与肠型腺瘤及肠化难以鉴别的胃癌）；③混合型（兼有胃、肠两种黏液表型的病变，具有多样的组织学表现）。
- 低异型度分化型癌大多缓慢生长，但需注意也有部分病例在保持低异型度的状态下向黏膜下层以深浸润，或分支吻合状（牵手样）增殖、在黏膜下层以深呈现出低分化发育倾向。

内镜所见及诊断 技巧

- 低异型度分化型癌缺乏不规则性，且边界多不清晰，往往较难诊断。
- 要做到内镜下识别低异型度分化型癌，关键是不漏过轻微的表面性状的改变，积极进行靛胭脂喷洒染色及 NBI 放大观察，关注病变的区域性（a ~ c）。
- 胃型低异型度腺癌类似胃小凹上皮，肠型低异型度胃癌类似肠上皮化生，其癌腺管呈连续性、置换性发育，这些均是造成诊断困难的原因（d）。
- 部分低异型度分化型腺癌可在保持低异型形态的同时，向黏膜下层以深浸润或呈分支吻合状（牵手样）增殖，具有 SMT 样隆起或火山口状隆起等特征性的外观。这类病变的表层可能只存在轻度异型的腺管，活检难以诊断，需格外注意（e，f）。
- 内镜及活检诊断时，需认清低异型度分化型腺癌难以诊断这一事实。活检诊断无法明确时，可以密切随访，明确病灶肉眼形态有无改变。有些病例必要时也可采用诊断性 ESD 或切除活检等手段。

参考文献

· 岩下明德, 他. 低異型度分化型胃癌の診断. 胃と腸 45：1057-1060, 2010.

（**田沼 德真**）

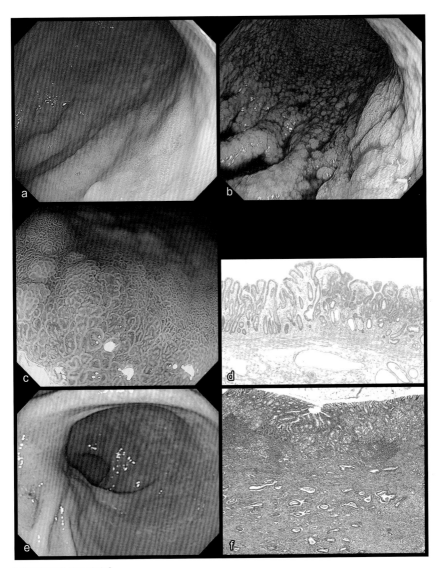

【低异型度分化型腺癌】
a： 白光观察。胃体下部后壁可见边界不清的平坦隆起，具有一定区域性。
b： 靛胭脂染色所见。病变处轻度隆起，纹理比周边黏膜细小。
c： NBI 放大观察所见。病变部血管扩张明显，可见轻度肿大的表面结构。
d： 病理组织所见。符合低异型度高分化管状腺癌。
e： 胃窦前壁可见 SMT 样隆起。随着时间的推移有增大趋势，但活检未检到癌。
f： 病理组织所见。可见主要位于黏膜下层的低异型度分化型腺癌增殖生长。

H. pylori 除菌后胃癌

- 幽门螺杆菌（H.pylori）除菌后胃癌是 H.pylori 除菌后发现的胃癌的总称，包含除菌前已经存在而在除菌后被发现的胃癌。

- 现已明确，H.pylori 感染不仅与胃溃疡、十二指肠溃疡相关，而且与 MALT 淋巴瘤、特发性血小板减少性紫癜、胃癌密切相关。因此，日本为了评估除菌对胃癌的预防效果，从 2013 年 2 月 21 日起将慢性胃炎的除菌治疗也纳入保险范围。

- 此后，随着根除治疗迅速普及，除菌时胃黏膜的萎缩程度不同，除菌后胃癌的抑制率及背景黏膜的改变也不尽相同。

内镜所见及诊断 技巧

- 为了准确诊断，内镜检查前必须确认有无除菌史，如果是除菌后病例，诊断时需同时考虑背景黏膜的改变（详细分类参见 85 页**表 1**）。除菌治疗可使胃黏膜出现炎症细胞浸润消退及胃底腺再生等改变，内镜下可观察到弥漫性发红消失、萎缩区域的肠化鲜明化、地图状发红等改变。

- 除菌后胃癌难以诊断可能与除菌治疗后出现的以下因素有关：①胃癌表层被覆·混杂存在着的非肿瘤上皮；②分化型癌的表层细胞分化，即轻度不典型上皮（epithelium with low grade atypia；ELA）。

- 当前的内镜已能够使用 NBI 及 BLI 放大模式对胃黏膜表层进行即时的细致观察，但在除菌后胃癌中，胃黏膜表层可出现上述①、②那样的改变，且有些病例也缺乏表层微细结构及微血管不规则的表现，故必须充分理解这些局限性后再行诊断。

- 因此，在常规内镜观察时，需格外留意与 H. pylori 阳性胃癌不同、黏膜表层缺乏不规则性的病变，不要轻易将一些微小色调改变及糜烂诊断为胃炎样改变。在放大观察时，不应拘泥于高倍放大观察，同时也应交替进行弱~中倍放大观察，在把握病灶整体的基础上进行综合谨慎的诊断。

参考文献

· 伊藤公訓，他. Helicobacter pylori 除菌後の胃がん. 日消内誌 60：5-13, 2018.

（入口 阳介）

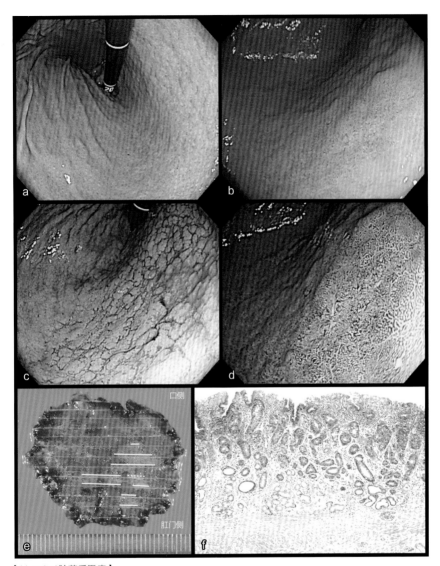

【*H. pylori* 除菌后胃癌】

a：常规内镜所见。除菌后 7 年。萎缩程度 O-1，除菌治疗后胃底腺黏膜的点状发红消失。小弯侧可见伴有萎缩的胃底腺黏膜。

b：常规观察所见。胃体下部小弯侧可见稍稍发红的区域。

c：靛胭脂染色所见。胃体下部小弯的颗粒状黏膜中可见颗粒稍粗大的区域及沟壑状改变，但病灶范围难以明确。

d：NBI 放大观察所见。萎缩的胃底腺黏膜区域内，可见具有微小结构不规则及血管口径不一的区域，但病灶范围判断仍然稍显困难。

e：ESD 切除标本。可见具有中小腺管样的高分化管状腺癌在黏膜全层增殖〔局限于黏膜内（——）〕。

f：病理组织所见。胃癌表面可见分化型癌的表层细胞分化（ELA），以及被覆・混杂存在着的非肿瘤上皮。

淋巴细胞浸润性胃癌

- 淋巴细胞浸润性胃癌是指肿瘤内外伴有显著淋巴细胞浸润的低分化型腺癌。此型占日本胃癌总体的 1%~4%。

- 表层也可存在相当于中分化型腺癌的成分，但分化程度随着黏膜下浸润而逐渐降低，病灶缺乏纤维间质，同时伴有明显髓样增殖的淋巴细胞。相比普通胃癌，此型淋巴结转移率低，预后良好，《胃癌处理规约（第 15 版）》将其归于特殊型。

- 此型胃癌有 80%~90% 伴有 EB 病毒感染，运用 EB 病毒编码的小 RNA 原位杂交技术（EBER-ISH）检测感染病例，几乎所有的肿瘤细胞核都呈阳性反应。EBV 感染相关胃癌多发于胃上、中部的腺体交界附近，男性多见，也多见于多发性胃癌及残胃癌病例中。非 EBV 感染相关胃癌则好发于幽门腺区域，男性稍多。

内镜所见及诊断技巧

- 早期肉眼形态多呈 0-Ⅱc 型，或伴有黏膜下肿瘤（SMT）样隆起的 0-Ⅱa + Ⅱc 型（反映黏膜下髓样增殖的特点）等混合型（**a**）。进展期癌也往往表现为具有 SMT 样隆起特征的 2 型或 3 型肉眼形态。

- 由于纤维成分少，故病灶较软。隆起部分被覆正常黏膜，可见肿瘤露头处形成的凹陷，且凹陷面伴有蚕食像（**b**）。虽然目前还没有关于本病 NBI 放大表现的系统研究，但多数病灶可见表面结构模糊，以及口径不一、非对称分布的微小血管断裂、变细、消失等表现（反映中~低分化型腺癌）（**c**）。

- 超声内镜（EUS）下，病变下方因淋巴细胞浸润明显且间质增生较少而呈均匀的低回声。黏膜层和黏膜下层病变存在回声差异，故可扫查到双层结构，黏膜下层回声边界清晰，反映病灶髓样增生的特点（**d**）。

- 病理上，显著淋巴细胞浸润的背景中，黏膜内的癌腺管不规则吻合，呈小型管状、条索状增殖，形成网格花边样结构（lace pattern）。黏膜下层中可见难以形成腺腔结构的癌细胞与大量淋巴细胞一同髓样增殖（**f**）。

（海野 修平，平泽 大）

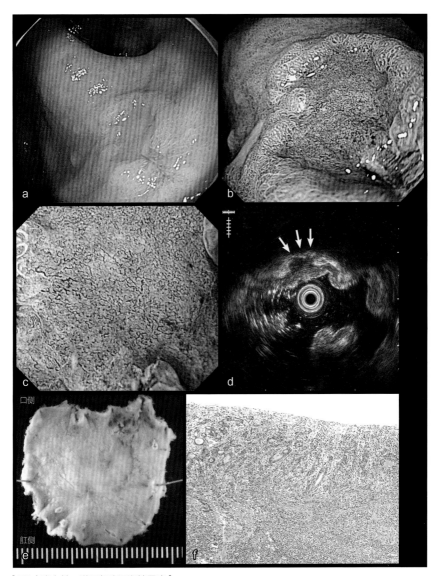

【70 余岁女性。淋巴细胞浸润性胃癌】

a：常规观察所见。贲门前壁见大小 10mm、伴 SMT 样隆起的凹陷型病变。

b：NBI 观察所见。凹陷面清晰可见，伴有蚕食像。

c：NBI 放大观察所见。表面结构不清晰，口径不一的微小血管不规则排列。

d：EUS（20MHz 探头）。病灶双层结构，深部呈块状低回声区域（⇒）。

e：ESD 切除标本。可见清晰的断崖样边界。

f：黏膜内呈现 lace pattern，黏膜下可见伴有淋巴细胞浸润的低分化型腺癌。

类癌

十二 ▶ 221 页
大肠 ▶ ⓣ 200 页

- 类癌是起源于神经内分泌细胞的肿瘤，消化道中胃类癌发病率仅次于直肠和十二指肠，位列第 3。
- Rindi 分类将类癌分为 3 种亚型：Ⅰ型多具有自身免疫性胃炎的背景；Ⅱ型属于伴有多发性内分泌腺瘤病（multiple endocrine neoplasia type 1；MEN1）的 Zollinger-Ellison 综合征的一部分；Ⅲ型为无特定背景的散发病灶；此外，有报道指出存在因壁细胞功能不全而引发的Ⅳ型。除Ⅲ型外，其他各亚型均伴高胃泌素血症，在它的刺激下 ECL 细胞出现肿瘤性增殖而转变成类癌。
- 根据 WHO 分类（2019 年，第 5 版），Ⅰ、Ⅱ型多为 NET(neuroendocrine tumor) G1（核分裂象 <2/10HPF 或 Ki-67 指数 <3%），Ⅲ型多为 NET G2（核分裂象 2～20/10HPF 或 Ki-67 指数为 3%～20%）。5 年生存率分别为：Ⅰ型 100%、Ⅱ型 60%～90%、Ⅲ型 <50%。

内镜所见及诊断 技巧

- 类癌起源于黏膜深层的内分泌细胞（ECL 细胞），向黏膜下层膨胀性发育，呈黏膜下肿瘤（SMT）形态（**a**）。相比 GIST，类癌起源层次较浅，体积较小时也可出现陡峻的隆起。
- 小型病灶可表现为平缓的半球样隆起，增大后顶部黏膜逐渐菲薄、平坦，或出现凹陷和溃疡（**b**）。病灶大多发黄，有时可见扩张的血管。若病灶出现凹陷，则需与黏膜下肿瘤样胃癌相鉴别，但 NBI 观察表面结构未见不规则表现（**c**）。
- 发现类癌后，需注意观察有无自身免疫性胃炎的逆萎缩背景、病灶是否多发等。伴有自身免疫性胃炎的Ⅰ型在临床上最常见，且病灶往往多发（参考 100 页）。
- EUS 扫查可见主要位于第 2～第 3 层、边界清晰的低回声肿块（**d**）。
- 对病灶顶部的菲薄黏膜或凹陷区域进行靶向活检可提高诊断准确率。病理上可见主要位于黏膜下层、呈栅栏状～绸带状排列的实性肿瘤，嗜铬粒蛋白 A 和突触素的免疫组化染色呈阳性（**e, f**）。

（丸山 保彦）

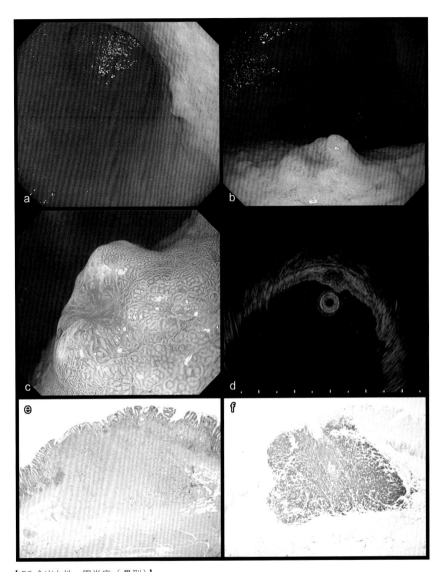

【50 余岁女性。胃类癌（Ⅲ型）】

a： 常规内镜所见（胃体部俯视）。可见胃体上部后壁 SMT 样隆起型病变。

b： 反转观察。SMT 样隆起的顶部伴有发红的凹陷。

c： NBI 弱放大观察所见。凹陷区域表面结构未见不规则表现。

d： EUS 所见。第 2 层~第 3 层可见实性低回声肿块。

e： 病理组织所见（HE 染色）。肿瘤主要位于黏膜下层，并将黏膜层向上推压。

f： 病理组织所见（突触素染色）。符合突触素阳性的神经内分泌肿瘤。

异位胰腺

小肠 ▶ 下 34 页

- 异位胰腺（ectopic pancreas）是指在解剖学上与原本的胰腺不相关，血管支配也不同，存在于完全不同部位的胰腺组织。
- 组织学上异位胰腺由导管和腺泡组成，有时也包含胰岛（Langerhans 岛）。也被称为迷走胰腺（aberrant pancreas）或副胰（accessory pancreas），有时在尸检时发现，属于相对少见的疾病。
- 本病通常为数毫米~数厘米的较小的黏膜下肿瘤，好发于胃幽门部、十二指肠、空肠等上消化道，多为内镜检查和或手术时偶然发现（**a，c**）。
- 多数情况下异位胰腺由于无症状而无须治疗，但少数情况下本病可出现相关症状，如：并发胰腺炎、恶变或形成功能性肿瘤。

内镜所见及诊断 技巧

- 异位胰腺位于黏膜下层~肌层，常规内镜检查难以与其他黏膜下肿瘤鉴别。大多必须经 EUS-FNA 或切除后的病理检查方可确诊。
- 本病表现为半球状表面平滑的肿瘤，质地与 GIST 和类癌相比较软。与脂肪瘤、淋巴管瘤等一样，用活检钳等按压表面后出现凹陷，松开后立刻复原，即能看到所谓的 cushion sign（**d**）。在黏膜面上观察到的中央凹陷为胰腺组织的导管开口部。并发胰腺炎时可见发红和肿胀。
- EUS 下可见主要位于第 3~第 4 层、边界不清晰的肿瘤，内部可见反映腺泡组织和导管结构的点状·线状不均匀低回声（**b**）。并发胰腺炎时，扩张的导管在 EUS 下可呈囊状表现。

（光吉 明）

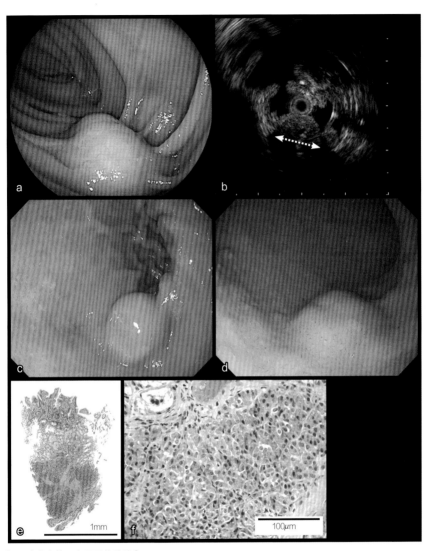

【50 岁余女性。空肠异位胰腺】
a：常规内镜所见。小肠上段可见一长径约 20mm 的黏膜下肿瘤。
b：EUS 所见，可见伴有部分点状、线状高回声的低回声性肿块（）。
【60 岁余女性。十二指肠球部异位胰腺】
c：常规内镜所见。十二指肠球部下壁可见长径约 12mm 的黏膜下肿瘤。
d：常规内镜所见。病灶整体柔软，可见 cushion sign。
e：活检组织所见（弱放大）。十二指肠的黏膜固有层到黏膜肌层可见胰腺腺泡组织。
f：活检组织所见（高倍放大）。可见由胰腺外分泌细胞组成的腺泡集簇分布。

胃血管肉瘤样病变

- 胃血管肉瘤是来自血管内皮细胞的罕见恶性肿瘤，其发生频率占软组织肿瘤的 1%～2%。主要好发于皮肤和软组织，无论是原发性或转移性病灶均罕见于消化道。
- 病理上典型表现为异型血管内皮细胞的增殖和不规则吻合的增生血管。有时也存在血管结构不明确的情况，此时可利用 CD31、CD34、8 因子相关抗原 (factor Ⅷ) 等血管内皮细胞标记物的免疫组化染色辅助诊断，但部分未分化倾向明显的病灶上述标记物均可阴性。
- 本病预后极差，由于病情进展迅速并全身转移，极少有病例能长期生存。
- 尽管本病尚无标准疗法，但紫杉烷类抗癌药和以血管内皮生长因子（VEGF）为靶点的分子靶向治疗药物有一定的治疗前景。

内镜所见及诊断 技巧

- 病灶形态多样，可有黏膜下肿瘤型、息肉样隆起型和溃疡型等。虽然以黏膜下肿瘤样表现为主（**a，c**），但由于肿瘤在上皮内间质中生长，故也存在平坦性病变（**d～g**），即呈现出各种形态。随着肿瘤进展，黏膜下肿瘤样隆起的中央可形成溃疡。此外，转移性胃血管肉瘤会出现所谓的"牛眼征"。
- 颜色多呈暗红～黑色（**a，d，f，g**），易出血性是肿瘤的特征之一。
- 无论是原发性还是转移性，在消化道发现的病灶几乎均为多发，目前没有单发病灶的报道。

（渡 二郎，广田 诚一）

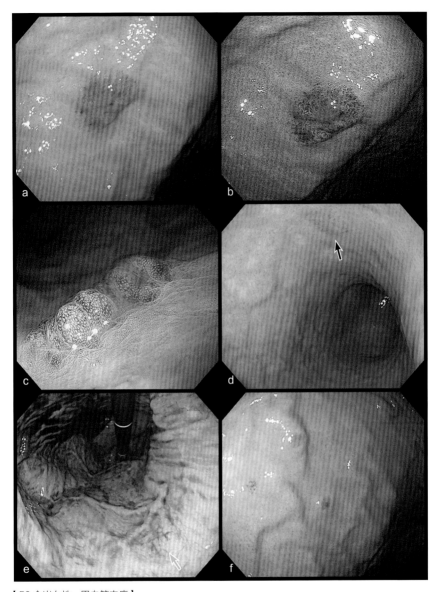

【50 余岁女性。胃血管肉瘤】

a： 常规内镜所见（胃）。胃体上部大弯近前壁可见发红的平坦隆起型病变。

b： 该部位的 NBI 观察所见。病变相比周边黏膜具有更强烈的茶褐色。

c： 该部位的 NBI 所见（近景观察）。边缘隆起部分茶褐色类圆形的上皮下血管清晰可见，围成规则的网状结构，因而表面上皮考虑为正常黏膜。

d： 常规内镜所见（胃）。胃体中部小弯侧可见发红的平坦病变（ ➡ ）。

e： 该部位的靛胭脂染色所见。可见轻微隆起的平坦隆起型病变，表面具有沟状凹陷（ ➡ ）。

f： 常规内镜所见（胃）。胃底穹窿部大弯侧存在多发轻度隆起的红色微小病变。

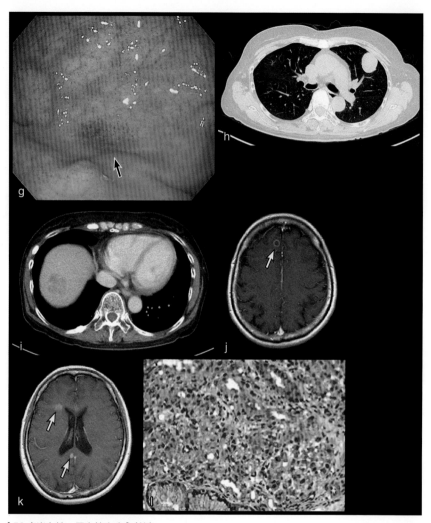

【50 余岁女性。胃血管肉瘤】（续）

g： 常规内镜所见（胃）。**f** 的病变附近还可见发红的平坦性病变（➡）。

h： 肺部 CT。可见左肺上叶的肿块影。

i： 膈下右肝可见低密度肿块影，考虑肝转移。

j： 脑 MRI 所见。脑实质可见转移灶（⇨）。

k： 同时可见多发微小出血灶（⇨）。

l： 活检组织所见（×400）。胃黏膜间质可见血管丰富的肉瘤样组织。**g** ➡ 处的活检也可见同样表现。

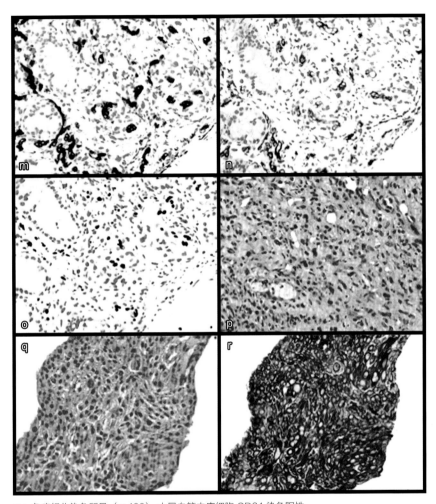

m： 免疫组化染色所见（×400）。大量血管内皮细胞 CD31 染色阳性。

n： 免疫组化染色所见（×400）。大量血管内皮细胞 CD34 染色阳性。

o： 免疫组化染色所见（×400）。将不与腺上皮反应而与血管内皮细胞核反应的人红细胞转化特异性转录因子（EST）相关基因（EST-related gene；ERG）蛋白作为标记物，可见大量血管内皮细胞核呈阳性染色。

p： 肺部肿块的活检组织所见（×400）（CT 导航肿物活检）。与胃活检标本一样，也可见富含血管的肉瘤样肿瘤。

q： 肺肿块的活检组织所见（×400）。活检标本所见符合典型的鳞状细胞癌。

r： 免疫组化染色所见（×400）。该部位 CK5/6 阳性。

a~r： 综合以上信息，最终诊断：具有胃血管肉瘤样表现的肺肉瘤样癌（多形癌）发生的胃转移。

脂肪瘤

大肠 ▶ 下204页

- 病理组织学上，脂肪瘤是由位于黏膜下层增生的成熟脂肪细胞和含有少量血管的结缔组织构成的非上皮性良性肿瘤。消化道脂肪瘤最多见于大肠，其次是十二指肠和小肠，在胃和食管比较少见。

- 食管脂肪瘤多见于食管入口处和颈段食管，胃脂肪瘤多见于幽门到胃窦区域，十二指肠脂肪瘤则多发生于降部。

- 本病通常无症状。但肿瘤增大可形成亚蒂或带蒂的形态。有报道指出，食管脂肪瘤可致吞咽困难或脱入口腔而引起窒息性死亡。胃和十二指肠脂肪瘤可导致梗阻，或因表面糜烂、溃疡导致消化道出血。这些情况必须进行内镜下切除或外科手术切除。

内镜所见及诊断 技巧

- 脂肪瘤是被覆非肿瘤黏膜、表面平滑柔软的黏膜下肿瘤，色调多为反映脂肪组织的黄色调。

- 用活检钳压迫肿瘤时，压迫部位就像软垫子受压一样塌瘪下去（cushion sign），调整送气量或肠道蠕动可使肿瘤改变形态（squeeze sign），深挖活检可确认深部的脂肪组织（naked fat sign），以上征象具有一定的诊断参考价值。

- 脂肪瘤在超声内镜下表现为位于黏膜下层的高回声肿块，在 CT 上为低密度肿块，而在 MRI T1/T2 加权像上呈高 / 低信号，这些影像学特点也有助于诊断。

（竹内 学）

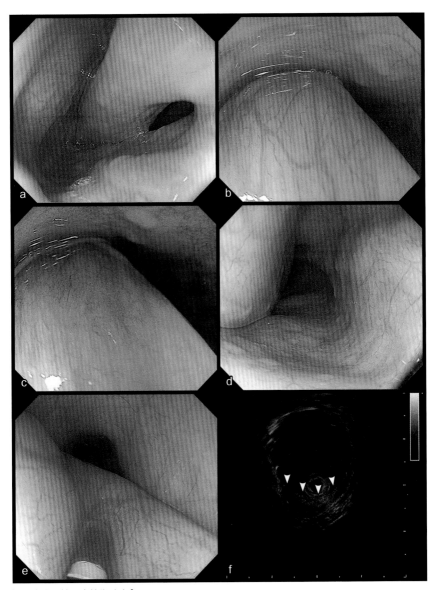

【70 余岁男性。食管脂肪瘤】

a: 常规内镜所见。距门齿 15cm 的颈段食管可见肿瘤的基底部。

b: 肿瘤表面平滑且色调发黄。

c: NBI 观察所见。未见异型血管。

d: 肿瘤肛侧延续至距门齿 25cm 处，呈带蒂的形态。

e: 用活检钳推压肿瘤可见 cushion sign 阳性。

f: EUS 所见。肿瘤主要位于黏膜下，扫查时呈均一的高回声（▷）。

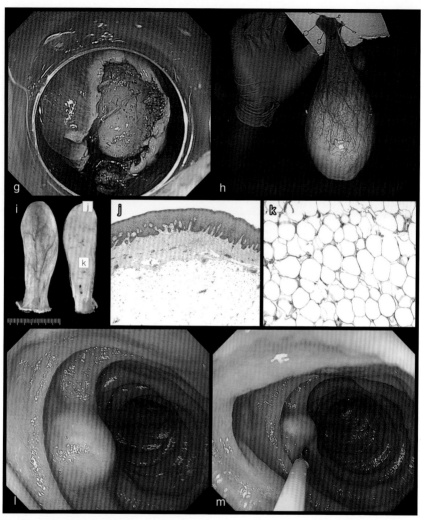

【70 余岁男性。食管脂肪瘤】
g：ESD 手术的切除断端可见黄色的脂肪组织。
h：切除的新鲜标本。肿瘤长径约 9cm。
i：切除标本固定后。可见切面整体呈黄色调。
j, k：病理组织学所见。黏膜下层可见成熟、没有异型性的脂肪细胞。
【70 余岁男性。十二指肠脂肪瘤】
l：常规内镜所见。十二指肠降部可见表面平滑、黄色的无蒂性隆起。
m：用钳子压迫时可见肿瘤柔软，容易受压凹陷。

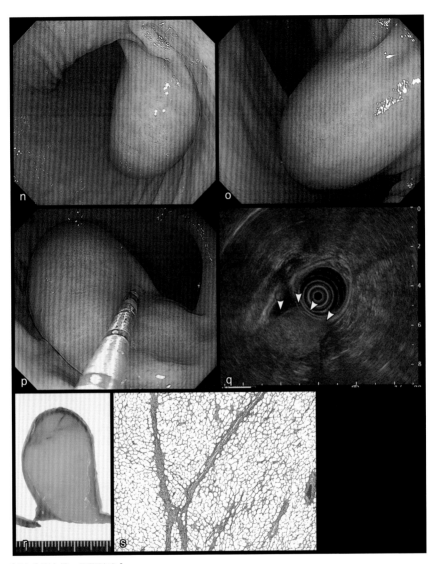

【60 余岁女性。胃脂肪瘤】

n： 常规内镜所见。胃角小弯侧后壁可见长径 4cm 、轻微发黄、表面平滑的黏膜下隆起。

o： 反转观察所见。

p： cushion sign 阳性。

q： EUS 所见。肿瘤呈现为主要位于黏膜下层的高回声团块（▷）。

r： 切除标本固定后可见切面呈黄色调。

s： 病理组织所见。黏膜下层可见成熟的脂肪细胞增生。

炎性纤维性息肉

小肠 ▶ （下）43页
大肠 ▶ （下）206页

- 炎性纤维性息肉（inflammatory fibroid polyp；IFP）由 Kaijser 于 1937 年首次将其作为胃嗜酸性粒细胞肉芽肿报道。随后 Helwig 等提议将其归为一种独立的疾病。在消化道中最多见于胃，其次是小肠和大肠，极少发生于食管。
- IFP 是一种发生于黏膜深层至黏膜下层的良性疾病。本病的病因学解释有过敏学说、肿瘤学说、炎症学说等，但以下 4 点较为支持炎症学说：①外周血未见嗜酸性粒细胞增多；②部分病例组织中未见嗜酸性粒细胞浸润；③免疫球蛋白电泳未见异常；④组织学上以炎症细胞浸润、伴有毛细血管增生的结缔组织增生为主。
- 由于本病为良性疾病，极少复发，若技术上可行，首选内镜下切除。

内镜所见及诊断 技巧

- 内镜下病灶的特征性表现为阴茎龟头样外观，但这种典型表现较少见，仅凭内镜检查往往难以诊断。虽然超声内镜（EUS）下病灶边界不清，且肿瘤内部因间质和细胞成分过多等原因导致均一性、回声水平有一定差异，但 EUS 仍有助于诊断及确定治疗方针。
- 内镜下可见表面被覆正常黏膜的黏膜下肿瘤样隆起型病变（a，b）。有时隆起表面会形成糜烂，或呈现 IFP 特征性的阴茎龟头样外观。
- EUS 可见病变主要位于第 2 层（黏膜层）~ 第 3 层（黏膜下层）浅层，边界不清，内部回声轻度不均匀，可见回声略低于第 3 层的肿瘤（c，d）。第 3 层未见中断，第 4 层走行完整。定位于上述层次的肿瘤性病变可考虑为 IFP。
- 组织切面全貌可见主要位于黏膜层 ~ 黏膜下浅层、边界不清的增生肉芽组织样病变（e）。病理组织学上（f）可见成纤维细胞增殖、毛细血管增生及嗜酸性粒细胞浸润明显的肉芽组织，诊断为 IFP。

（梅垣 英次）

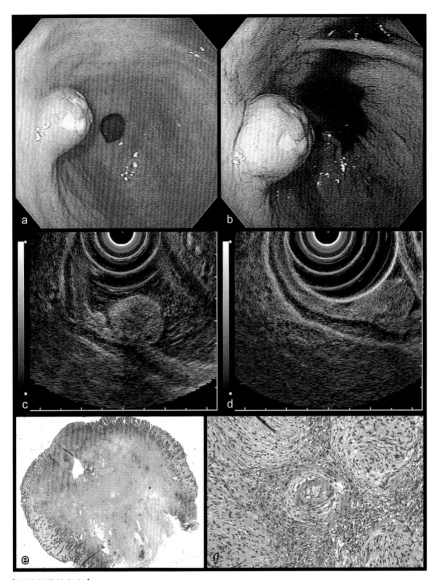

【炎性纤维性息肉】

a： 常规内镜所见。

b： 靛胭脂染色所见。可见高度差明显的黏膜下肿瘤样隆起型病变。虽未呈现阴茎龟头样外观，但隆起表面可见糜烂。

c, d： EUS 所见。可见主要位于第 2 层（黏膜层）~ 第 3 层（黏膜下层）浅层的肿瘤，边界不清，且呈不均匀的低回声。

e： 病理组织全貌。黏膜 ~ 黏膜下浅层可见边界不清、增生的肉芽组织样病变。

f： 病理组织所见（弱放大）。可见成纤维细胞增殖、毛细血管增生及嗜酸性粒细胞浸润明显的肉芽组织。

浆细胞瘤

十二 ▶ 225 页
大肠 ▶ ⓣ208 页

- 浆细胞瘤是来源于浆细胞（由 B 淋巴细胞分化成熟形成）的肿瘤。在髓外浆细胞瘤中，原发于胃部的仅占 5% 左右，相对少见。
- 本病与多发性骨髓瘤不同，通常血清 M 蛋白及尿 Bence-Jones 蛋白阴性。
- 作为同源疾病的胃 MALT 淋巴瘤，虽然是还未分化为浆细胞的边缘区细胞形成的淋巴系肿瘤，但其中仍有约 30% 向浆细胞分化，故需要鉴别这两种疾病。
- 本病治疗标准尚未确立，但大多选择含淋巴清扫在内的外科手术，难以完全切除的病例可进行化疗或放疗。进展期病例预后不良。也有报道指出，部分早期病例可通过根除幽门螺杆菌或内镜黏膜下剥离术（ESD）获得缓解。

内镜所见及诊断 技巧

- 本病内镜下肉眼形态丰富多变，但以浅表浸润型和结节型居多。内镜下特点是白色的凹凸不规则改变及颗粒状黏膜，边界不清。
- 白色强度是由黏膜固有层增殖的浆细胞瘤分泌的免疫球蛋白的量所决定。
- 由于肿瘤细胞在间质内浸润且不破坏腺管，因此病变边界不鲜明，这也成为与早期胃癌等上皮性肿瘤的鉴别要点。NBI 放大观察下可见病变与背景黏膜之间平滑移行过渡，无法辨认边界线（demarcation line；DL）。病变的表面可见小凹间区扩张的非肿瘤性腺管结构残留，而微血管的走行不规则及口径不一不明显。
- 本病有时难以与 MALT 淋巴瘤鉴别，但由于浆细胞瘤较少破坏腺管，故表面鲜有糜烂，可作为两者的鉴别要点之一。
- 在病理诊断方面，除明确浆细胞浸润外，还必须通过免疫组化染色或 PCR 法证明免疫球蛋白的单克隆性表达。另外，还需要除外见于 MALT 淋巴瘤的中心细胞样细胞（centrocyte-like cell；CCL）和淋巴上皮病变（lymphoepithelial lesion；LEL）。

（清水 智树，细川 治）

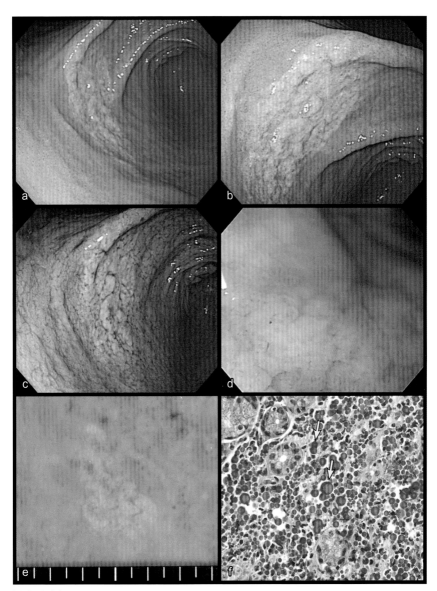

【浆细胞瘤】

a: 常规内镜所见。胃窦前壁可见白色凹凸不规则区域。

b: 近距离观察。可见黏膜呈白色颗粒状,不伴有糜烂。

c: 靛胭脂染色所见。可见轻微隆起的颗粒集簇状分布。

d: 白光放大观察所见。病变表面有微细黏膜结构残留,白色物质具有一定透见性。

e: 切除标本的肉眼所见。

f: 病理组织所见。可见具有 Russell 小体的浆细胞在黏膜固有层内弥漫浸润(⇒)。

GIST，平滑肌瘤

食管 ▶ 77 页
十二 ▶ 227 页
小肠 ▶ (下)48 页
大肠 ▶ (下)210 页

- GIST 和平滑肌瘤是指发生在消化道黏膜下的间叶组织肿瘤。间叶组织肿瘤在病理上由梭形细胞型、上皮样细胞型或混合型的肿瘤细胞增殖形成，免疫组化于对此类肿瘤的诊断必不可少。
- GIST 是起源于 Cajal 间质细胞的肿瘤，免疫组化特征是 CD117 和 CD34 等标志物阳性。
- GIST 在消化道间叶组织肿瘤中发病率最高，胃 GIST 占全消化道 GIST 的 60% ~ 70%。GIST 具有恶性潜能，相比其他黏膜下肿瘤生长速度较快，诊断时不论肿瘤大小如何，均为手术适应证。
- 平滑肌瘤是良性的黏膜下肿瘤，起源于黏膜肌层或固有肌层。起源于前者的多见于食管，而起源于后者的在整个消化道内均可发生。免疫组化特点为 desmin 阳性。

内镜所见及诊断技巧

- 常规内镜观察下，GIST 和平滑肌瘤表面均被覆正常黏膜（**a**）。大型病变可见隆起周边向中心汇聚的桥样皱襞（bridging fold）。由于肿瘤触之较硬，且多起源于固有肌层，故活动度较差。
- 肿瘤大小 5cm 以上、形成凹陷 / 溃疡（delle）、边缘不规则、随访中肿块迅速增大等，均提示有恶变可能（**b**）。
- 胃 GIST 最多见于胃体（占 46.4% ~ 58%），随后依次为胃底、胃窦及贲门。EUS 扫查可见第 4 层连续的低回声肿块（**c，d**）。
- 反映肿瘤内出血和坏死的不均匀内部回声往往提示高危 GIST。也有报道指出，超声造影中肿瘤呈现的富血供表现也有助于 GIST 与其他间叶组织肿瘤的鉴别。
- 胃平滑肌瘤多发生在贲门部，占 63.6% ~ 80%，其后依次是胃体、胃窦及胃底。EUS 可见位于第 4 层的连续、类圆形或具有分隔的分叶状肿块，内部多呈均匀的低回声。与其他间叶组织肿瘤相比，平滑肌瘤钙化的频率较高（6.5% ~ 18%），故也成为鉴别要点之一。

参考文献

木田光弘，他. 超音波内視鏡による粘膜下病変の診断. Gastroenterological Endoscopy 60：1116-1131, 2018.

（井上　薪）

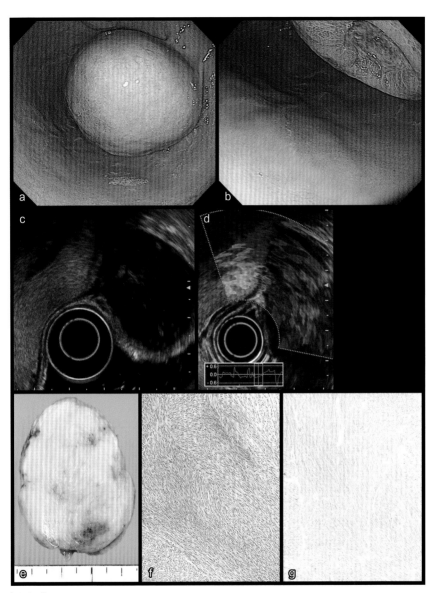

【GIST】

a : 常规内镜所见。可见胃体上部前壁大小约 4cm 的腔内发育型黏膜下肿瘤。

b : 肿瘤顶部可见小溃疡（delle）。

c : EUS 所见（10MHz）。第 4 层（相当于固有肌层）可见边界清晰且连续的黏膜下肿瘤，内部呈均匀的低回声。

d : EUS 所见。弹性成像提示肿块较硬。

e : 切除标本。

f, g : HE 染色与 CD117 染色所见。可见梭形细胞条索状增生。CD117 阳性（**g**）。

恶性淋巴瘤①
MALT 淋巴瘤

十二 ▶ 229 页
大肠 ▶ 下214 页

- MALT 淋巴瘤是指在慢性炎症作用下，发生于消化道等结外器官的黏膜相关淋巴组织（mucosa-associated lymphoid tissue）的边缘区（marginal zone）B 细胞惰性淋巴瘤（indolent lymphoma）。

- WHO 分类的正式名称为黏膜相关淋巴样组织结外边缘区淋巴瘤（extranodal marginal zone lymphoma of mucosa-associated lymphoid tissue; MALT lymphoma）。

- MALT 淋巴瘤最常累及的器官是胃。约 90% 的胃 MALT 淋巴瘤继发于幽门螺杆菌（*H. pylori*）感染性胃炎，60%～80% 的病例可在根除幽门螺杆菌后获得完全缓解。

内镜所见及诊断 技巧

- 本病可发生于胃的任何部位，但多见于胃的中下部，胃上部出现频率稍低。

- MALT 淋巴瘤内镜下表现多种多样。可见形似 0-Ⅱc 型早期胃癌样的凹陷、凹凸颗粒样·铺路石样黏膜、多发糜烂等胃炎样外观、消化性溃疡、褪色调改变、黏膜下肿瘤样隆起和皱襞肿大等表现。

- 在胃淋巴瘤肉眼分类（浅表型、溃疡型、隆起型、弥漫型、其他类型）中，笔者认为 MALT 淋巴瘤最常见的肉眼形态为浅表型。

- 0-Ⅱc 型早期胃癌样的浅表型 MALT 淋巴瘤与癌的不同点在于其边界不清，边界线（demarcation line; DL）难以辨认。

- NBI 放大观察下可见伴有小～微小血管树枝状增生的白色无结构区域，为 MALT 淋巴瘤的特征性表现。

- 组织学上特征性表现为滤泡外侧的边缘区可见浸润的中心细胞样细胞（centrocyte-like cell; CCL）和伴有腺上皮破坏表现的淋巴上皮病变（lymphoepithelial lesion）。

参考文献

· 中村昌太郎. 画像诊断道场：胃陷凹性病变. 胃と腸 47: 1599-1603, 2012.

（中村 昌太郎）

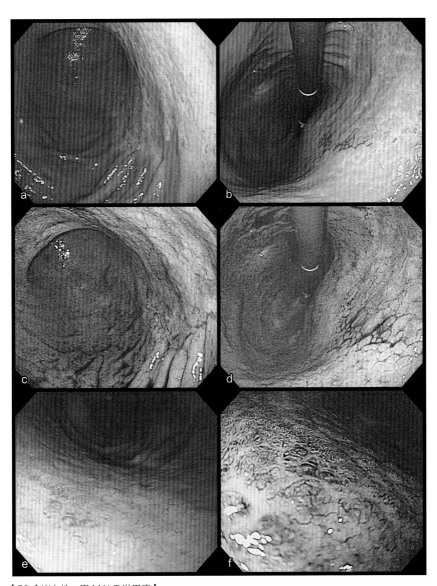

【50 余岁女性。胃 MALT 淋巴瘤 】

a, b : 常规内镜所见。胃体下部后壁可见褪色调凹陷型病变。另外，在近前壁处可见自发性出血。

c, d : 靛胭脂染色所见。

e, f : NBI 观察所见（近景）。可见白色无结构区域与异常小血管。

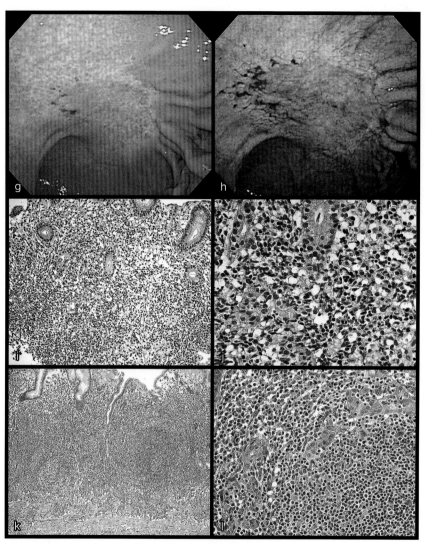

【50余岁女性。胃 MALT 淋巴瘤】（续）

g, h： 侧视镜观察所见。病变口侧、小弯侧边界不清。

i, j： 活检组织所见。可见小~中型异型淋巴细胞浸润及淋巴上皮病变。

k, l： EMR 术后标本病理所见。黏膜内可见异型淋巴细胞弥漫浸润及大量淋巴上皮病变。

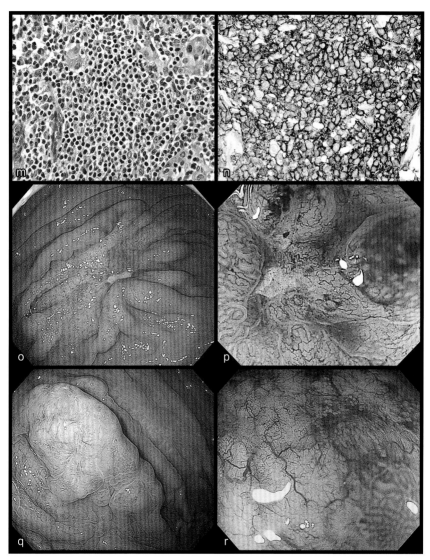

m, n: EMR 术后标本病理所见。可见异型淋巴细胞 CD20 表达阳性（**n**）。

【70 余岁男性。胃 MALT 淋巴瘤】

o：常规内镜所见。胃体上部大弯可见范围约 50mm×25mm 的褪色调凹陷型病变，伴皱襞集中。偏后壁侧可见一小溃疡。

p：NBI 放大观察所见。凹陷内可见伴有小或微小血管增生的白色无结构区域，部分仍残存正常黏膜的表面结构。

【60 余岁男性。胃 MALT 淋巴瘤】

q：常规内镜所见。胃体中部大弯可见大小约 35mm×20mm 的结节状隆起型病变。

r：NBI 放大观察所见。隆起间的平坦凹陷区域内可见伴有树枝状小血管增生的白色无结构区域。

十二 ▶ 229页
小肠 ▶ 下50页
大肠 ▶ 下214页

恶性淋巴瘤②
弥漫性大 B 细胞淋巴瘤/
套细胞淋巴瘤

- 弥漫性大 B 细胞淋巴瘤（diffuse large B-cell lymphoma；DLBCL）占胃原发淋巴瘤的 30% ~ 40%，发病率仅次于 MALT 淋巴瘤。

- *Helicobacter pylori*（*H.pylori*）感染也是胃 DLBCL 的一大重要病因，30% ~ 50% 的 *H.pylori* 阳性的病例可在除菌后获得缓解。

- 套细胞淋巴瘤（mantle cell lymphoma；MCL）占非霍奇金淋巴瘤的 3% ~ 6%，在消化道淋巴瘤中仅占 1% 左右，较为罕见。但全身性套细胞淋巴瘤中，15% ~ 30% 可同时见到消化道病变。MCL 为侵袭性（aggressive）淋巴瘤，预后极差，多数患者诊断时已处于 Ⅲ / Ⅳ 期。虽然本病目前治疗手段为各种化疗方案（或联合放疗），但实际疗效并不理想，有待于新型药物的研发。

内镜所见及诊断 技巧

- DLBCL 发生在除食管以外的整个消化道。有形成肿块样外观的倾向，大多呈现为佐野分类的隆起型和溃疡型。组织学上可见大型异型 B 细胞的弥漫性浸润，免疫组化染色可见 CD20 和 CD79a 等 B 细胞标记阳性。

- MCL 在胃与十二指肠中通常表现为黏膜下肿瘤（SMT）样肿块、皱襞肿大、多发糜烂 / 溃疡、串珠样的多发隆起型（多发性淋巴瘤性息肉病；MLP）等多种形态。组织学上可见细胞核不规则的小 ~ 中型异型淋巴细胞单一、弥漫性浸润，除 CD20、CD79a 外，还可见 CD5、CD43 及 cyclinD1（核内）等标记阳性。

- Ki-67 指数联合 MIPI（套细胞淋巴瘤国际预后指数）可作为 MCL 的预后预测因子。

参考文献

Hoster E, et al. Prognostic value of Ki-67 index, cytology, and growth pattern in mantle-cell lymphoma：Results from randomized trials of the European mantle cell lymphoma network. J Clin Oncol 34：1386-1394, 2016.

（中村 昌太郎）

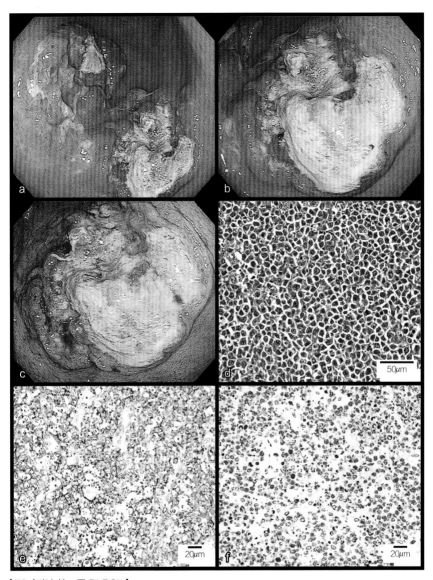

【70 余岁女性。胃 DLBCL 】

a, b: 常规内镜所见。胃体下部大弯测可见伴有耳郭样环堤的溃疡性肿块，在其前壁侧还可见一多结节状肿块。

c: 靛胭脂染色所见。溃疡边缘规则，可见清晰典型的耳郭样环堤。

d~f: 活检组织所见。HE 染色下可见大型异型淋巴样细胞弥漫性浸润（**d**）。免疫组化染色下可见异型细胞表达 B 细胞标记物 CD20（**e**），而 T 细胞标记物 CD3 则为阴性（**f**）。

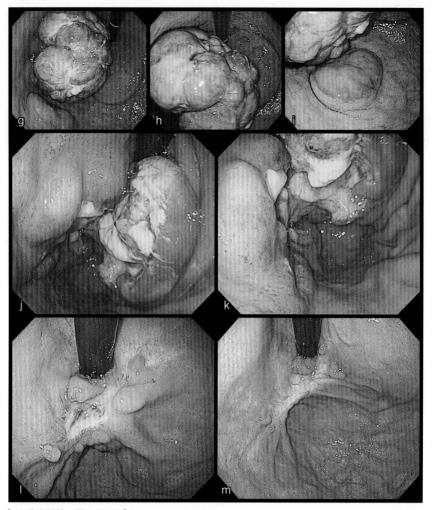

【60 余岁男性。胃 DLBCL】

g： 常规内镜所见。胃贲门前壁可见伴有白苔和黏液的多结节肿块，其后壁侧和肛侧可见扁平盘状隆起。

h, i： 靛胭脂染色所见。肛侧扁平盘状隆起可见边缘规则的浅凹陷。

【70 余岁男性。胃 DLBCL】

j, k： 常规内镜所见。胃贲门大弯侧可见伴有白苔的多结节溃疡性肿块，溃疡边缘呈规则的耳郭样环堤。

l ： 给予靶向治疗联合化疗后（R-CHOP 方案，3 个疗程）。肿瘤明显缩小，残留伴有皱襞集中的溃疡。

m： 靶向治疗联合化疗结束后（R-CHOP 方案，6 个疗程）。肿瘤消失、瘢痕化。活检未见肿瘤细胞残留，判断为完全缓解。

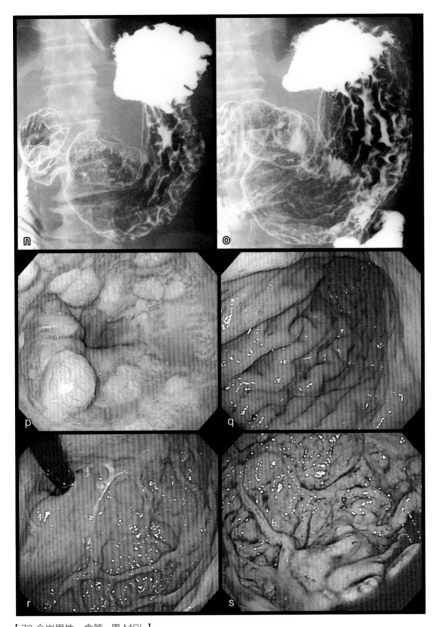

【70 余岁男性。食管·胃 MCL】

n： 少量充气时胃 X 线双重造影所见。胃窦小弯侧可见皱襞肿大的肿块样病变。十二指肠球部可见多发的 SMT 样半球状隆起。

o： 充气量稍大时胃 X 线双重造影所见。可见胃体大弯皱襞肿大及胃窦小弯肿块样病变。

p： 常规内镜所见。食管下段可见大小不等的 SMT 样隆起。

q： 胃体大弯可见伴有红斑的肿大·蛇行皱襞。

r, s： 胃底穹窿部大弯可见伴有多发红斑的肿大皱襞。

恶性淋巴瘤② 弥漫性大 B 细胞淋巴瘤 / 套细胞淋巴瘤　　175

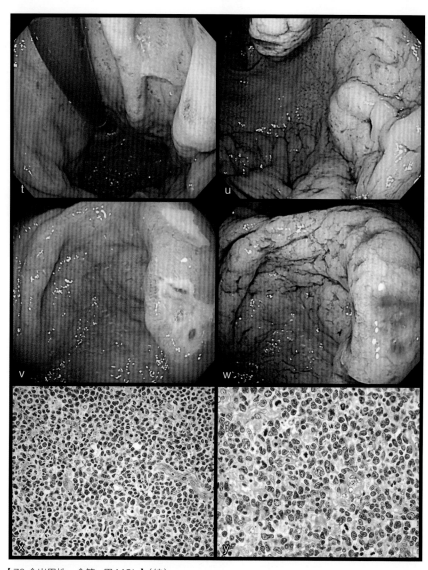

【70余岁男性。食管·胃 MCL】（续）

t ： 胃体小弯~后壁可见伴有红斑的肿大皱襞。

u ： 靛胭脂染色所见。胃体下部~胃窦可见局部出现糜烂的肿大皱襞。

v, w： 胃窦幽门前区后壁到小弯侧可见伴有多发表浅溃疡的 SMT 样肿大皱襞。

x, y： HE 染色下，可见中型~稍大型的异型淋巴样细胞弥漫性浸润，同时可见较多核分裂象（**y**）。

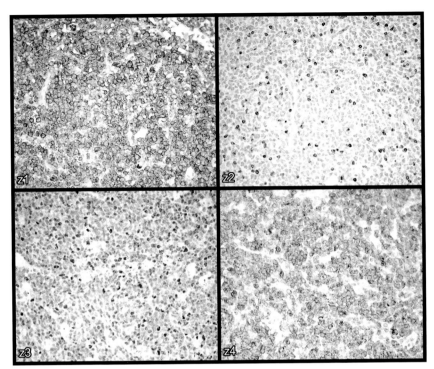

z：免疫组化染色中，异型细胞的 B 细胞标记物 CD20 阳性（**z1**），T 细胞标记物 CD3 阴性（**z2**）。此外，核内标记 cyclin D1 强表达（**z3**），BCL-2 也呈阳性（**z4**）。

转移性胃肿瘤

十二 ▶ 235 页
小肠 ▶ ⓣ 56 页

- 其他脏器原发的恶性肿瘤经以下形式，使胃内出现肉眼可见的病灶称为转移性胃肿瘤：①血液循环或淋巴道远处转移；②相邻脏器直接侵犯；③淋巴结转移、腹膜种植等继发浸润胃壁。

- 远处转移的原发灶多为肺癌、恶性黑色素瘤、食管癌、乳腺癌等；直接浸润的原发灶多为食管癌、胰腺癌、大肠癌等。

- 原发灶的诊断不可或缺。转移性胃肿瘤的诊断不仅仅靠内镜检查，有时也需借助 CT 检查及超声内镜检查等手段。此外，对于黏膜下肿瘤样形态的病灶，常规活检难以诊断，有时需进行深挖活检以及 EUS-FNA。

内镜所见及诊断 技巧

- 病变呈现隆起、溃疡、伸展不良、狭窄、挤压生长等多种肉眼形态，且上述表现往往混杂存在。

- 本病与原发性胃癌的重要鉴别点是，病变的一部分或整体呈现黏膜下肿瘤样的发育形态。另外，病变的中央伴有凹陷，即所谓的"牛眼征"，这是远处转移性胃病变的典型肉眼形态。此外，这些病变往往多发。

- 但也有部分原发性胃癌呈黏膜下肿瘤样形态，典型的恶性淋巴瘤、GIST 也表现为中央伴有溃疡的黏膜下肿瘤样隆起，甚至于一些良性病变（蜂窝织炎性胃炎、嗜酸性粒细胞性胃肠炎、肥厚性胃炎等）也表现为伸展不良或狭窄，这些情况往往难以与转移性胃肿瘤相鉴别。

- 转移性胃肿瘤中，原发灶为乳腺癌的部分病例可呈现皮革胃样形态，但也有部分病例在内镜下难以鉴别。

- 对于被覆正常黏膜的病变，为了确保能取到肿瘤成分，需要设法在溃疡面上活检，或进行深挖活检以及 EUS-FNA。另外，也有通过 EMR 暴露肿瘤后进行活检，或应用 ESD 钻入黏膜下进行活检的相关报道。

（河口 刚一郎，矶本 一）

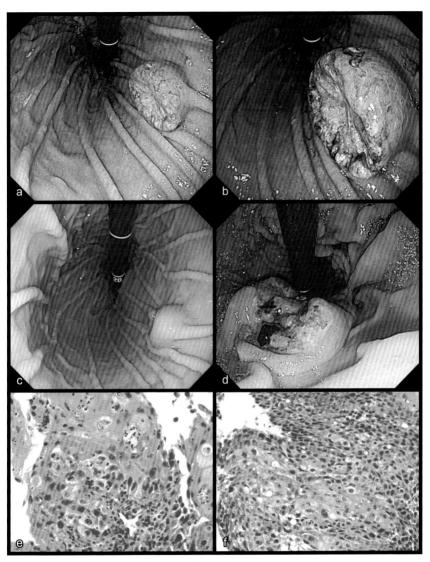

【70 余岁男性。肺癌（鳞状细胞癌）胃转移】

a：常规内镜（白光）下发现胃转移灶。病灶呈黏膜下肿瘤样形态，中央可见溃疡，即所谓的"牛眼征"。

b：NBI 观察所见。白光下病灶发红的隆起部分被正常黏膜覆盖。

c：抗肺癌药物治疗起效后的内镜所见。转移灶也显著缩小。

d：此后，肺癌（原发灶）对抗肿瘤药物耐药后，胃转移灶也显著增大。

e：肺癌原发灶的活检所见。符合鳞状细胞癌。

f：胃转移灶的活检病理也同样提示鳞状细胞癌。

家族性腺瘤性息肉病（FAP）

十二 ▶ 237 页
大肠 ▶ （下）222 页

- 家族性腺瘤性息肉病（familial adenomatous polyposis；FAP）是一种整个大肠可见 100 颗以上息肉的常染色体显性遗传病，本病的发生与位于第 5 号染色体长臂的 *APC* 基因的突变有关。
- 除大肠外，胃、十二指肠以及小肠也会发生肿瘤样病变。此外，也可并发硬纤维瘤、视网膜色素上皮肥厚、骨软骨瘤、甲状腺癌、幼儿肝母细胞瘤等消化道外病变。
- 胃部病变可见胃底腺息肉病、胃腺瘤及胃癌。
- 幽门螺杆菌感染对胃底腺息肉病起抑制作用，却促进胃腺瘤的发生。
- 据报道，日本 FAP 患者患胃癌的风险为一般人群的 3 倍左右。
- 过去认为癌好发于胃窦及幽门区域，但最近胃上部的小凹上皮型胃癌的发生发展引起了学术界的重视。

内镜所见及诊断 技巧

- 胃底腺息肉病发生于胃底穹窿部～胃体的胃底腺区域，表现为与周围黏膜同色调的无蒂性多发息肉（**a**）。在常规观察的基础上，联用色素内镜可使病变呈现更为清晰的观感（**b**）。
- 胃腺瘤好发于胃窦，病灶多呈现半球状或扁平盘状的褪色调外观（**c**）。
- 约 5% 的 FAP 患者合并胃癌。如前所述，胃窦部容易发生单发或多发的浅表型分化型腺癌，但胃上部也可发生小凹上皮型胃癌（**d ~ f**）。
- 初次诊断本病时，必须进行上消化道检查。后续的监测随访通常推荐 1 年 1 次的内镜检查。本病伴发十二指肠癌和乳头区癌的风险也较高，故检查胃的同时，要对十二指肠降部进行详细观察。

（乡内 贵弘，松本 主之）

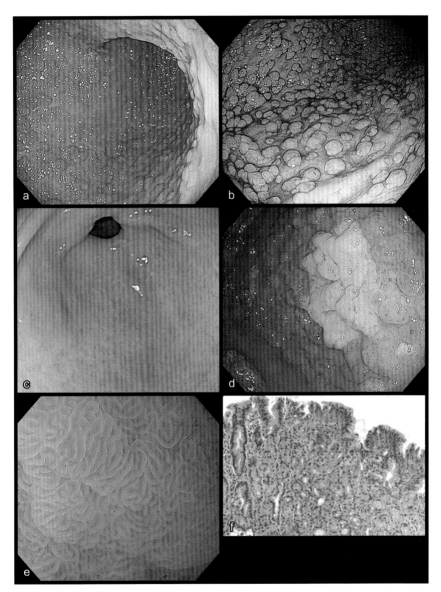

【家族性腺瘤性息肉病】

a: 胃底腺息肉病的常规观察所见。整个胃体可见与周围黏膜相同色调的、密集多发的胃底腺息肉。

b: 靛胭脂染色所见。喷洒色素后病变更加清晰。

c: 胃腺瘤的常规内镜所见。可见较多伴有中央凹陷的平坦隆起型病变。病理诊断为腺瘤。

d: 胃癌的常规内镜所见。胃体上部大弯侧可见褪色调的平坦隆起型病变。活检组织诊断为腺癌。

e: d 的 NBI 放大观察所见。病变结构相对规则，而血管不清。

f: d 的活检组织所见。可见异型腺上皮细胞增殖形成不规则的管状腺管样结构。

Peutz-Jeghers 综合征

十二 ▶ 239 页
小肠 ▶ 下 46 页
大肠 ▶ 下 180 页

- Peutz-Jeghers 综合征（PJS）是一种以全消化道（除外食管）多发的错构瘤性息肉和口唇、口腔黏膜、手掌、足底等处的色素沉着为特征的疾病。
- PJS 为常染色体显性遗传病，大多病例伴有 *STK11/LKB1* 基因的突变，但仅半数有明确家族史，其余半数为无明显家族史的散发病例。
- PJS 常在小肠或大肠产生息肉的部位发生肠套叠。另外，也要注意本病容易合并消化道恶性肿瘤。
- 本病在消化道以外的乳腺、子宫、卵巢、胰腺及肺等部位也好发恶性肿瘤，因此，必须定期进行全身的随访监测。
- 胃部病变可见于 49% ~ 72% 的 PJS，17% ~ 29% 的病例并发胃癌。

内镜所见及诊断 技巧

- PJS 的胃部表现为：以胃体为中心，可见与周围黏膜同色调或轻度发红的隆起型病变。
- 病变的密度在不同病例中各不相同，从稀疏散在分布到弥漫密集分布都可见到（**a，d**）。
- 病变的大小从数毫米到 5cm 以上不等。小型病灶通常无蒂，蒂部在病灶增大的过程中逐渐形成（**b**），同时病灶表面呈现分叶状、脑回样的外观（**e**）。
- 病理组织学上可见胃小凹上皮增生。息肉增大时，增生腺管以数个腺管为单位形成许多密集增生的小区域，这些区域向下压迫黏膜肌层而形成特征性的树枝状平滑肌束（**c**）。
- 本病可并发各种形态的癌，即使是对年轻人也要仔细检查并反复确认有无合并癌的可能（**f**）。

（**平野 敦士**）

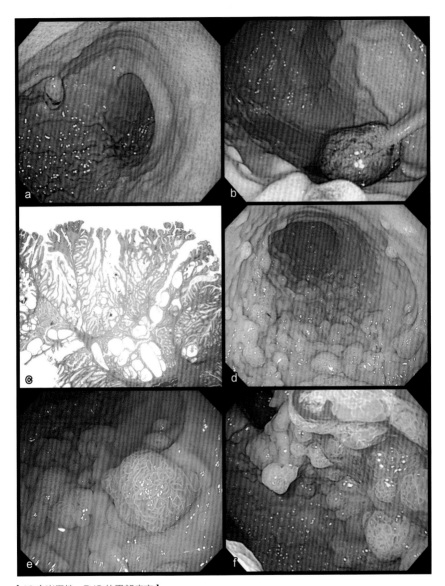

【10 余岁男性。PJS 的胃部病变】

a： 常规内镜所见。胃内病灶密度相对稀疏。

b： 胃底穹窿部可见带蒂的 PJ 型息肉。

c： b EMR 术后的病理所见。可见特征性的树枝状黏膜肌层。

【50 余岁女性。PJS 的胃部病变】

d： 胃内可见密集分布的 PJ 型息肉。

e： 息肉表面呈现脑回样外观。

【20 余岁男性。PJS 的胃部病变，合并进展期癌】

f： 胃底穹窿部可见显著发红、不规则的隆起型病变，活检符合高分化腺癌。发现时已多发远处转移。

Cronkhite-Canada 综合征

十二 ▶ 243 页
大肠 ▶ ⊤ 228 页

- Cronkhite-Canada 综合征（Cronkhite-Canada syndrome；CCS）是在消化道息肉病基础上伴有脱发、指（趾）甲萎缩、皮肤色素沉着等特征性皮肤症状的非遗传性疾病。
- 本病类似其他消化道息肉病，全消化道多发同一组织学类型的息肉。
- 2013 年日本全国调查显示，2000 年后确诊的 210 例 CCS 的平均年龄为 63.5 岁，男女比例为 1.84：1。
- 由于消化道息肉病和炎症性改变引起消化道吸收功能障碍，故 CCS 多以腹泻为主要症状（约 70%）。脱发、指（趾）甲萎缩、皮肤色素沉着 3 大特征为本病特征性的皮肤症状，但仅见于 50%～60% 的初诊病例，且疾病初期不少病例缺乏上述皮肤症状。

内镜所见及诊断 技巧

- CCS 的胃部病变在内镜下表现为，半球形发红色调的息肉如铺地毯般密集分布，呈"鲑鱼籽样"外观。息肉间的黏膜也伴有发红、水肿样改变及黏液附着，此为本症的特征性改变（a～c）。虽然胃息肉分布于整个胃腔，但远端分布密度更高，有以胃窦为中心密集分布的倾向。
- 放大内镜观察可见息肉部的 pit 结构粗大但相对规则，可见以腺管开口部为主的肿胀。未见上皮性肿瘤的表现（d）。
- 在病理组织学上，CCS 的息肉部分是以囊泡状腺管扩张为特征的错构瘤性息肉，同时伴有黏膜固有层显著水肿及炎症细胞浸润等炎症表现（e）。息肉间的黏膜也具有轻度、类似的病理表现（f）。
- 幼年性息肉病在息肉部的病理组织学表现与 CCS 难以鉴别，但与 CCS 不同之处在于，幼年性息肉病息肉之间的黏膜基本正常，病理组织学上息肉间的黏膜也未见水肿及显著炎症细胞浸润。
- 据报道，7.5% 的 CCS 混有胃腺瘤或合并胃癌，与息肉病本身的病程不相关。因此，脑海中应时刻警惕本病有合并肿瘤的风险，并进行定期的随访检查。

（藏原 晃一）

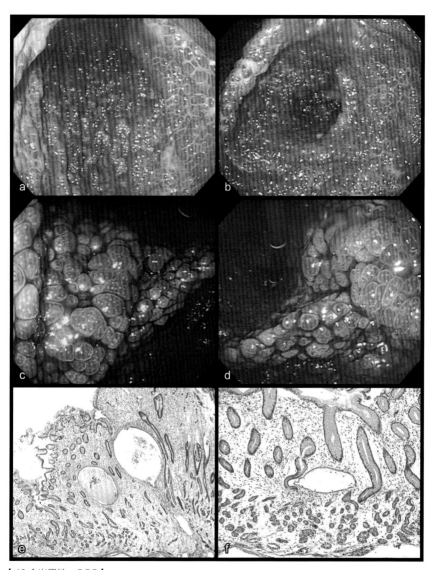

【40余岁男性。CCS】

a, b： 常规内镜所见。从胃体到胃窦密集分布着发红色调的半球形小隆起。息肉间的黏膜面也呈现轻度发红、水肿样改变。

c, d： 胃角小弯前后壁的靛胭脂染色所见。

e： 息肉部的病理组织学所见（近胃体中部后壁处 EMR 术后标本）。可见间质明显的水肿及慢性炎症细胞浸润，同时可见小凹上皮增生及腺管囊泡样扩张。

f： 息肉间黏膜的病理组织学所见（同一处 EMR 标本）。与息肉部分一样，可见水肿和小凹上皮增生，腺管囊泡样扩张。

幼年性息肉病

大肠 ▶ 下230 页

- 胃幼年性息肉病被认为是幼年性胃肠道息肉病的一个亚型，特点是病变局限于胃。
- *MADH4* 的第 5 外显子中插入 1 个碱基后形成的突变基因被认为与本病发病有关。其他致病基因还有 *SMAD4*、*BMPR1A* 等，呈常染色体显性遗传，也有部分无家族史的散发病例。
- 女性多见，平均发病年龄为 43.3 岁，主要症状为贫血和低蛋白血症引起的乏力感和水肿。
- 本病约 58.8% 并发新生物，其中 85% 为癌，故该病患者为癌症的高风险人群。另一方面，新生物的术前诊断率仅为 55%，故建议进行严格的随访检测或胃全切术。

内镜所见及诊断 技巧

- 从胃底穹窿部 ~ 胃窦可见肥皂泡状密集分布的隆起型病变。一个个息肉呈现细长的棍棒状形态。
- 在胃体到胃窦可见多发、林立的发红息肉。虽然息肉本身柔软，但由于数量较多且分布密集，造成胃壁伸展不良，使得息肉间的黏膜难以观察（**a，b**）。
- 近距离观察可见乳头状、舌状息肉，因产生过量黏液而呈现出透明感的水肿样外观（**c，d**）。病变整体类似钟乳石洞的石柱。
- 息肉间的黏膜看似正常或仅有轻度发红，但这种黏膜连同周围细长的息肉在胃内多发分布的表现则有助于与 Cronkhite-Canada 综合征相鉴别（**e**）。
- 病理组织学可见小凹上皮增生、囊状扩张的非异型腺管及明显水肿的间质（**f**）。几乎难以见到炎症细胞浸润。

（小泽 俊文）

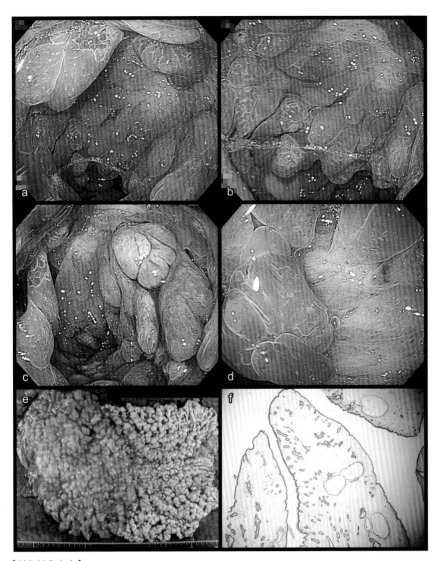

【幼年性息肉病】

a： 常规内镜所见（胃窦）。可见密集分布的发红色调隆起型病变。

b： 常规内镜所见（胃窦）。正常黏膜几乎难以辨认。

c： 靛胭脂染色所见。息肉呈指状，表面可见大量黏液。

d： 近距离观察。可见小凹间区扩大、具有透明感的水肿黏膜。

e： 新鲜切除标本所见。隆起型病变林立分布。

f： 病理组织所见。病变由增生的小凹上皮、囊状扩张的非异型腺管以及明显水肿的间质构成。

Cowden 综合征

食管 ▶ 39 页
大肠 ▶ Ⓣ 226 页

- 本病属于消化道息肉病的一种。除错构瘤性息肉之外，整个消化道还可见由增生性改变、神经节细胞瘤、腺瘤等多种组织学类型形成的隆起型病变。
- 本病可见到颜面及体表的小丘疹、口腔内乳头状瘤、四肢末端的角化症等特征性皮肤黏膜病变。
- 本病由抑癌基因 *PTEN*（phosphatase and tensin homolog deleted on chromosome）突变所致。尽管本病为常染色体显性遗传病，但日本以散发病例的报道居多。虽然本病的患病率约为 0.0005%，但实际上可能存在不少未确诊的病例。
- 由于 *PTEN* 基因存在于多种类型的上皮细胞内，因此其突变可导致全身多处出现 3 大胚层来源的肿瘤性病变。消化道内出现癌变的风险相对不高，故消化道息肉病本身不常作为治疗的对象。但针对其他器官的恶性肿瘤所进行的全身检查及随访观察就显得格外重要。尤其是发生率较高的乳腺癌与甲状腺癌，也要注意卵巢癌、子宫癌等妇科肿瘤。另外，也有报道称本病伴发脑肿瘤、肾细胞癌、膀胱癌、皮肤癌等恶性肿瘤。

内镜所见及诊断 技巧

- 由于消化道息肉病几乎无自觉症状，多是在内镜检查时偶然发现，故事先掌握本病的概念及相关特征的重要性不言而喻。
- 本病表现为整个消化道的息肉病。由于 Cowden 综合征以外的其他消化道息肉病没有引起食管病变，故食管的息肉病为本病高度特异的表现（参照 39 页）。
- 胃息肉病的发生率最高，虽然有报道称其主要发生在胃窦，但胃底腺区域也几乎均可见到。整个胃腔可见弥漫性小隆起密集分布（**a，b**）。病理组织学上大多呈现小凹上皮和胃底腺的增生，错构瘤样改变和腺瘤样改变相对少见。
- 本病也可发生于十二指肠及小肠，但发生频率相比食管、胃与大肠要低，且息肉的密度相对而言也比较稀疏（**c，d**）。

（岩男 泰，下田 将之）

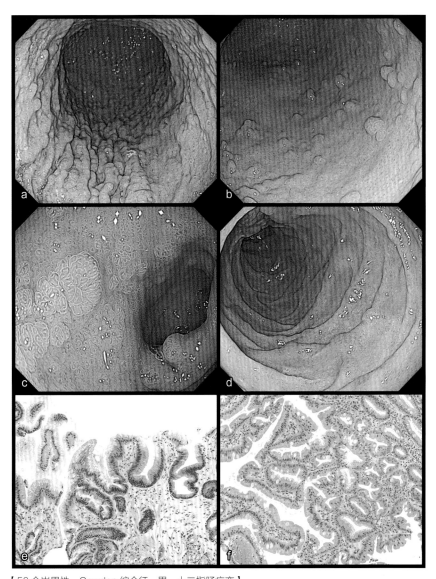

【50 余岁男性。Cowden 综合征。胃、十二指肠病变】

a： 常规内镜所见（胃体中部）。可见弥漫性小隆起密集分布。

b： 胃体下部。可见多发小隆起，隆起间的黏膜也存在增生性变化。

c： 十二指肠球部。可见弥漫性增生性改变。

d： 十二指肠降部。可见散在平缓的小隆起。

e： 活检组织所见（胃）。可见胃小凹上皮轻度增生性变化。

f： 活检组织所见（十二指肠）。可见肠上皮增生性改变，伴轻度炎症细胞浸润。

十二指肠

十二指肠 炎症（感染性）

Whipple 病

小肠 ▶ Ⓣ8页

- Whipple 病是由革兰阳性杆菌惠普尔养障体（*T. whipplei*）机会性感染所致的一种全身性感染性疾病。
- 病原体通常经口感染，导致十二指肠及小肠黏膜发生严重的吸收障碍，临床表现主要为腹泻及体重下降。
- 可出现关节炎、腹腔内淋巴结肿大、中枢神经系统障碍（脑膜炎等）、眼部症状（眼肌麻痹，葡萄膜炎等）、肝脾肿大、胸膜炎等多种临床症状。
- 十二指肠到小肠呈现特征性的黏膜病变，经由内镜下活检可以做出诊断。
- 虽然本病极为罕见，截至 2018 年日本仅报道 13 例，但延误诊断可能会造成致命性后果，故被认为是在消化道内镜诊断中需要高度重视的一种疾病。

内镜所见及诊断 技巧

- Whipple 病累及包括十二指肠在内的小肠，十二指肠降部～空肠为本病的好发部位。内镜下特征性的表现为黏膜水肿伴弥漫性白色绒毛（**a ~ d**）。
- 可在内镜下表现为十二指肠弥漫性白色绒毛的疾病有淋巴管扩张症、粪类圆线虫病、AA 型淀粉样变性、碳酸镧相关性疾病等，仅凭内镜所见难以鉴别，还需依靠病理所见进行诊断。
- 十二指肠病变处的病理组织学特点为大量泡沫状巨噬细胞聚集在黏膜固有层，并伴有脂滴（**e**）。这种泡沫状巨噬细胞的 PAS（periodic acid-Schiff）染色呈阳性（**f**）。
- 非结核分枝杆菌病和组织胞浆菌病（histoplasmosis）等也表现为 PAS 阳性的巨噬细胞集簇分布，但 Whipple 病齐尔 - 尼尔森（Ziehl-Neelsen）染色阴性，Grocott 六胺银染色阳性，同时可见脂滴，可作为一大鉴别要点。
- 若活检组织的聚合酶链式反应（polymerase chain reaction，PCR）或电子显微镜观察证明 *T. whipplei* 的存在即可确诊。
- 对于长期腹泻和体重减轻的患者，若内镜下观察到十二指肠内出现弥漫性白色绒毛时，需考虑本病的可能。

（藏原 晃一）

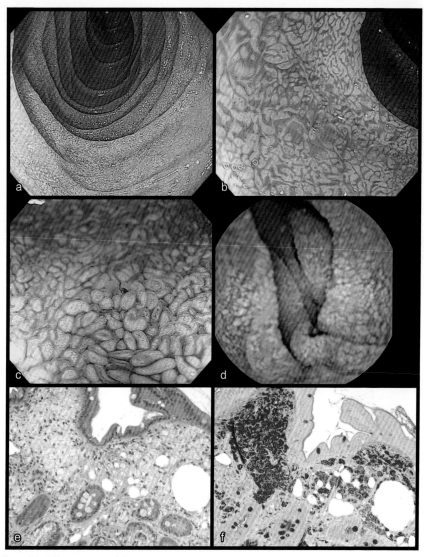

【50 余岁男性。Whipple 病】

a：常规内镜所见（十二指肠降部）。可见弥漫的白色绒毛，黏膜轻度水肿。

b：a 的近距离所见。

c：a 的 NBI 放大所见。可见绒毛均匀白化。与 WOS (white opaque substance) 不同，白化的绒毛表面可透见微血管。

d：胶囊小肠内镜所见（小肠上段）。轻度水肿的黏膜背景中可见环周性、弥漫性白色绒毛。十二指肠也可见类似表现。

e：活检组织所见（十二指肠降部）。HE 染色。黏膜固有层内可见集簇的泡沫状巨噬细胞，并伴有脂滴。

f：PAS 染色。可见 PAS 染色强阳性的泡沫状巨噬细胞。

粪类圆线虫病

小肠 ▶ ⬇ 10 页

- 本病是由粪类圆线虫（*Strongyloides stercoralis*）引起的一种寄生虫感染性疾病。
- 粪类圆线虫经由皮肤感染，主要寄生于十二指肠及小肠上段。
- 在日本，地处亚热带区域的冲绳县和鹿儿岛县的西南诸岛为本病疫区。
- 多表现为腹泻及体重减轻，是一种机会性感染性疾病，隐性感染也不少见。
- 在重症病例中，除严重腹泻、水肿、体重减轻等临床表现外，麻痹性肠梗阻也不少见，有时还可见黏液血便。甚至有可能出现细菌性肺炎、细菌性脑膜炎、败血症等致命的播散性粪类圆线虫病。
- 抗 HTLV-1（human T-cell leukemia virus Type 1）抗体阳性、接受类固醇激素治疗及癌症化疗等免疫功能低下的人群，出现上述症状且有疫区旅居史时，需高度怀疑本病，并进行相关检查。

内镜所见及诊断 技巧

- 应与粪类圆线虫病相鉴别的十二指肠疾病，除非肿瘤性病变以外，还包括许多肿瘤性病变。
- 重症病例除了粪便及胃、十二指肠液，在其痰液、胸水、腹水、脑脊液中也可检测出粪类圆线虫。当怀疑感染粪类圆线虫时，应首先用普通琼脂平板培养法进行粪便培养。
- 十二指肠内镜检查可见白色绒毛、黏膜皱襞水肿性肿大・浑浊（**a ~ d**）、黏液附着、糜烂溃疡等。
- 怀疑粪类圆线虫病时，可在内镜直视下对十二指肠进行活检，活检组织病理中若能找到粪类圆线虫的虫体或虫卵即可确诊（**e，f**）
- 隐性感染和轻症的病例，由于虫体和虫卵的数量也较少，故靠内镜下活检进行诊断较为困难。尤其当活检取到的标本过小时更容易造成假阴性，故需格外注意。

（金城 福则）

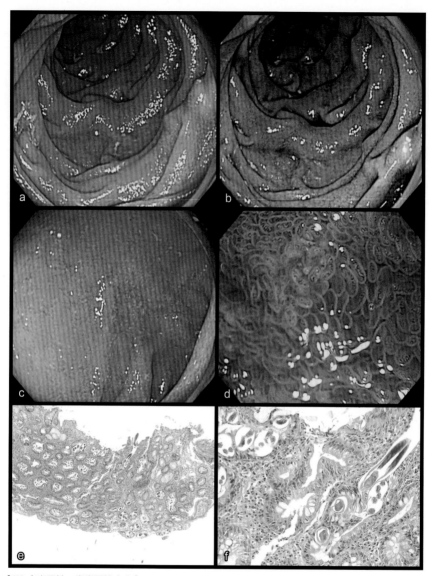

【70余岁男性。粪类圆线虫病】

a： 常规内镜所见。十二指肠黏膜皱襞水肿性肿大。

b： 十二指肠黏膜的靛胭脂染色所见。

c： 近距离观察。白色绒毛隐约可见。

d： NBI放大所见。绒毛完整，未见缺损。

e： 活检组织所见（×40）。上皮隐窝内可见大量虫体。

f： 活检组织所见（×200）。上皮隐窝内可见幼虫和成虫。

贾第鞭毛虫病

- 贾第鞭毛虫病（贾第虫病）是由蓝氏贾第鞭毛虫引起的感染性疾病。
- 虫体有滋养体及包囊两种形态。
- 经口摄入含有原虫包囊的食物及水后，包囊在十二指肠、小肠上段及胆道系统中脱囊转变成滋养体，通过吸盘吸附并寄生于上皮表面。
- 滋养体在下消化道再次形成包囊，这些具有传染性的成熟包囊随粪便排出体外。
- 蓝氏贾第鞭毛虫不仅造成旅行者腹泻，还是机会性感染和性传播疾病的重要病原体。
- 临床表现有腹痛、腹泻、恶心、呕吐、黄疸及发烧等，但也有许多无症状的携带者。
- 免疫功能低下的患者会出现慢性腹泻和吸收不良综合征。
- 新鲜粪便的涂片镜检若能找到虫体，则可诊断本病。若粪便标本未能检出虫体，则需要收集十二指肠液或对十二指肠黏膜进行活检等。
- 本病治疗首选甲硝唑。

内镜所见及诊断 技巧

- 据报道，本病的内镜下表现有：十二指肠至空肠上段可见 Kerckring 皱襞的轻度肿大、蛇行，淋巴滤泡增生形成的黄白色微小隆起，较厚的黏液附着，阿弗他样改变或小型发红灶伴周边隆起，黏膜粗糙或颗粒状变化等表现。
- 但是需注意，也有不少病例未见上述这些表现。
- 十二指肠黏膜粗糙及颗粒状变化表现需与粪类圆线虫病、等孢子虫病、淀粉样变性及免疫增殖性小肠病（IPSID）等相鉴别。
- 如能在十二指肠活检标本的黏膜表面看到滋养体附着就能确诊本病，若不熟悉本病特点则很容易漏诊掉 HE 染色标本中的虫体。
- 若事先就怀疑本病可能时，可对活检组织进行印片法细胞学诊断，具有一定诊断价值。
- 病理上十二指肠黏膜可见绒毛萎缩，但较为特征性的表现为黏膜固有层的炎症细胞浸润较轻微。
- 本病几乎无大肠方面的异常表现。

（清水　诚治）

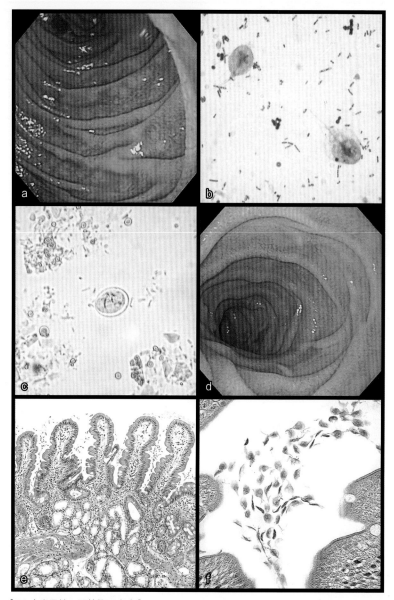

【20余岁男性。贾第鞭毛虫病】
a：十二指肠内镜所见（降部）。Kerckring 皱襞轻度肿大，可见多发平缓的黄色小隆起。
b：腹泻粪便的涂片镜检所见（Giemsa 染色）。可见大量"猫头鹰脸"样的蓝氏贾第鞭毛虫滋养体。
【80余岁女性。贾第鞭毛虫病】
c：粪便涂片镜检所见。可见散在的包囊，怀疑贾第鞭毛虫病。
d：十二指肠内镜所见（降部）。可见轻度肿大、蛇行的 Kerckring 皱襞。
e, f：活检组织图所见（**e**：弱放大，**f**：高倍放大）。十二指肠黏膜未见异常，但表面附着大量蓝氏贾第鞭毛虫滋养体。

蛔虫病

小肠 ▶ 下 12 页

- 蛔虫是栖息于温带到热带地区的一种线虫。
- 日本战败后不久至 1948 年前后，其城市的蛔虫感染率也一度高达 69% ~ 92%，故本病又被称为"战败综合征"。从 1950 年开始，由于饮食生活的改善、驱虫药的发明和彻底的集体驱虫治疗，蛔虫感染率逐渐降低，1955 年下降至 30%，1964 年骤减为 6.8%。
- 随着环境卫生和公共卫生的进一步提高，现在蛔虫病已成为极其罕见的寄生虫感染性疾病。但由于近年来崇尚生食的饮食文化及境外输入的感染病例，本病在日本又有小幅增加的趋势。
- 蛔虫成虫主要寄生于空肠及回肠。蛔虫寄生于小肠内时通常无症状，或仅有轻度的腹痛、腹泻，有时还可出现哮喘症状。
- 蛔虫有钻孔习性，有时会误入胆管、胰管和阑尾。虫体一旦误入上述结构，可能会造成胆石症发作和急性胰腺炎一样的疼痛，呈现为急腹症样表现。尤其是胆道蛔虫病，除疼痛外，还可出现发热、呕吐等症状，难以同胆囊炎及胆管炎相鉴别。
- 血液生化检查通常无特异性，22% ~ 32% 的病例可见外周血嗜酸性粒细胞计数增多。胆道蛔虫病中约 30% 的病例出现胆道系统相关酶的升高，约 20% 出现黄疸。
- 临床上常用的驱虫剂为双羟萘酸噻嘧啶（**コンバントリン**®）。

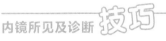

内镜所见及诊断 技巧

- 蛔虫成虫长 20~30cm，粗 4~6mm，只要出现在内镜的观察范围内，就不容易漏诊，鉴别诊断也相对容易。
- 若虫体完全进入胆管，有时会难以诊断。当腹部超声和 CT 检查怀疑本病时，可经静脉或内镜进行胆管造影辅助诊断。
- 在消化道造影检查中应注意配合压迫操作，注意不要漏掉透亮的蚯蚓样虫体。
- 粪便虫卵检查也有助于诊断，但若只感染雄虫时本检查结果为阴性。

参考文献

市冈四象，他．胃内回虫症．胃と肠 5: 25-28, 1969.

（中村 真一）

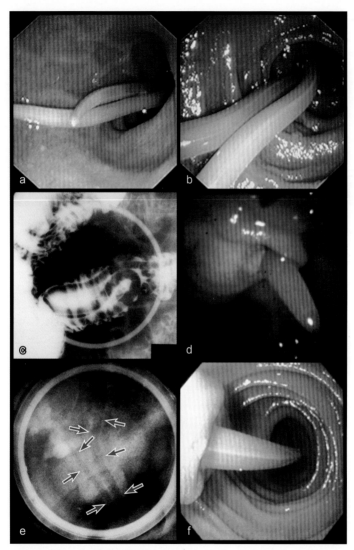

【50 余岁男性。十二指肠蛔虫病】

a：十二指肠内镜所见（球部）。可见乳白色半透明的蚯蚓样虫体。

b：十二指肠内镜所见（水平部）。从降部到水平部，可见相同的虫体。

c：小肠 X 线所见（空肠）。压迫下可见蚯蚓样的透亮影。

【70 余岁女性。胆管蛔虫病】

d：十二指肠内镜所见（乳头区）。可见误入乳头的乳白色半透明的蚯蚓样虫体。

e：经静脉性胆管造影（DIC）所见。扩张的胆总管内可见蚯蚓样的透亮影（➡），波及左右肝管。

【70 余岁女性。胆管蛔虫病】

f：十二指肠内镜所见（乳头区）。可见乳白色半透明的蚯蚓样虫体。

溃疡性结肠炎

大肠 ▶ 下112页

- 溃疡性结肠炎（ulcerative colitis；UC）虽然是大肠的炎症性疾病，但偶尔也可表现为累及胃、十二指肠的弥漫性病变。UC 的上消化道病变多见于全结肠炎型 UC 的活动期和术后发生回肠贮袋炎的病例。但这种发病率极低。
- 有报道指出，应用类固醇药物或将 5-ASA 碾碎后给药对 UC 的上消化道病变也有一定效果。

内镜所见及诊断技巧

- UC 的上消化道病变与大肠病变类似，可见弥漫性、连续性糜烂，易出血，脆性黏膜，颗粒状黏膜，溃疡等表现。
- UC 的上消化道病变大致可分为脆性黏膜、颗粒状黏膜、多发性阿弗他样改变。但有报道指出，前两者作为 UC 的病变具有相当高的特异性。
- 十二指肠病变可连续分布于球部到降部的 Vater 乳头附近，乳头功能受损时可伴发胰腺炎。
- 病理组织学上也可见到类似于大肠病变的表现：弥漫性炎症细胞浸润、隐窝炎、隐窝脓肿、杯状细胞减少等。因此，若怀疑为 UC 的上消化道病变，建议进行活检。

参考文献

· 久部高司, 他. 潰瘍性大腸炎に関連した胃十二指腸病変の診断と臨床経過：回腸嚢炎との関連性. Gastroenterol Endosc 54：2269-2277, 2012.

（漆久保 顺，梁井 俊一）

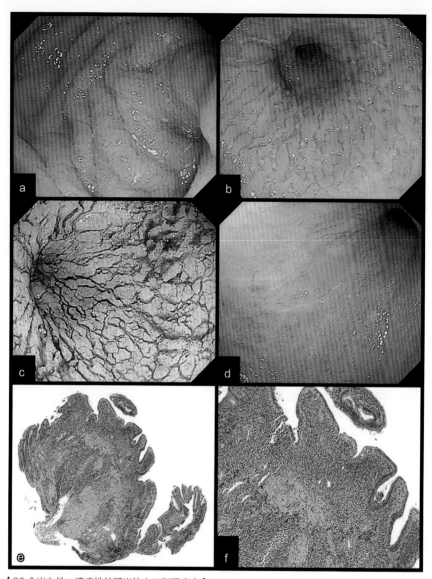

【30 余岁女性。溃疡性结肠炎的十二指肠病变】

a： 常规内镜所见。十二指肠球部可见绒毛结构消失、黏膜粗糙伴有糜烂。

b： 十二指肠降部绒毛结构消失，伴有糜烂和狭窄。

c： 靛胭脂染色所见。十二指肠降部绒毛结构消失，伴有糜烂和狭窄。

d： 吸入类固醇药物治疗半年后十二指肠降部所见。可见黏膜粗糙得以改善。

e： 活检组织所见（弱放大）。可见显著炎症细胞浸润、绒毛结构变形及平坦化。

f： 活检组织所见（高倍放大）。黏膜固有层可见以淋巴细胞、浆细胞为主的炎症细胞浸润，绒毛上皮内可见中性粒细胞浸润。

十二指肠溃疡

📖 ▶ 106 页

- 溃疡是指由消化道黏膜面到浆膜面的连续性组织缺损，十二指肠溃疡与胃溃疡合称为消化性溃疡。
- 十二指肠溃疡的病因主要是幽门螺杆菌（*H.pylori*）的感染，还可能与 NSAIDs 类药物或酸和胃蛋白酶的消化作用等相关。
- 溃疡好发于球部，也可见于降部。

内镜所见及诊断 技巧

- 临床上也采用应用于胃溃疡的崎田·三轮分类对十二指肠溃疡的临床演变过程进行分期，分为活动期（A_1, A_2）（**a**）、愈合期（H_1, H_2）（**b**）及瘢痕期（S_1, S_2）（**c**）。
- "线状溃疡"、对称出现的"对吻溃疡"以及因瘢痕变形而呈憩室样表现的"口袋征"等均为十二指肠溃疡的特征性表现。
- 本病严重的并发症有出血、狭窄及穿孔（**d**）。
- 出血是最常见的并发症。可采用 Forrest 分级法对其进行评估。具体可分为：活动性出血的 Ⅰa 级（喷射性出血）和 Ⅰb 级（活动性渗血），有近期出血迹象的 Ⅱa 级（有血管显露）（**e**）和 Ⅱb 级（凝血块附着，黑色溃疡基底），无出血迹象的 Ⅲ 级。内镜下止血适用于 Ⅰa、Ⅰb 和 Ⅱa 级，以避免再出血或持续性出血。
- 大多急性发作的十二指肠溃疡（**f**）较为表浅且有多发倾向，通常与服用 NSAIDs 类药物有关。

参考文献

白川勝朗, 他. 消化性潰瘍. 日本消化器病学会（監）,「消化器病診療」編集委員会（編）. 消化器病診療. 医学書院，pp81-85, 2004.

（**赵　荣济**）

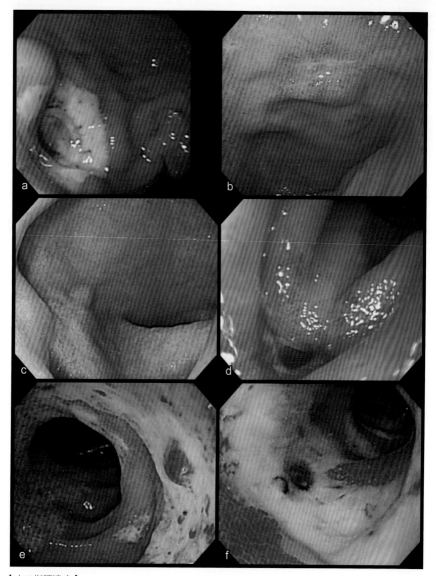

【十二指肠溃疡】

a: 活动期（A₁期）。十二指肠球部下表面可见覆盖有厚白苔、周边黏膜显著水肿的溃疡。

b: 愈合期（H₂期）。十二指肠球部上表面可见少许白苔附着，周边可见再生上皮。

c: 瘢痕期（S₂期）。十二指肠球部可见黏膜牵拉，表面完全被再生上皮覆盖。

d: 穿孔。十二指肠球部下方穿孔处。大网膜成形术 1 个月后的内镜所见。

e: Forrest 分级 Ⅱa。十二指肠降部外侧壁的溃疡内可见非出血性血管显露。

f: 急性十二指肠溃疡。从十二指肠球部到降部可见多发环形溃疡，周边黏膜整体也可见发红及水肿。这是 1 例在服用 NSAIDs 药物期间发病，以上腹痛为主诉而就诊的病例。

乳糜泻

小肠 ▶ 下 20 页

- 乳糜泻是由于摄入小麦等食品中含有的麸质而导致的自身免疫样疾病，其发病率在欧美约 1%，在日本则属极为罕见的疾病。临床可出现腹痛、腹泻、体重减轻等症状。
- 虽然血清学检查可见抗麸质抗体和抗肌内膜抗体或抗组织转谷氨酰胺酶抗体阳性，且可检出遗传易感性的 HLA-DQ2/DQ8 分子，但日本报道的病例中大多未检出上述抗体。因此，当内镜及组织病理学表现符合本病特点，且经无麸质饮食后症状改善即可确诊。
- 由于本病并发小肠恶性淋巴瘤的概率显著升高，故本病确诊后也需注意进行严格的定期随访。

内镜所见及诊断 技巧

- 本疾病主要表现为十二指肠和空肠的慢性炎症和绒毛萎缩，随着病情进展逐渐累及深部小肠。
- 内镜下特征性表现有：十二指肠及小肠黏膜出现马赛克样纹理、沟状凹陷、干贝样外观（scalloping）、颗粒状 / 结节状黏膜、Kerckring 皱襞减少 / 消失、血管透见、多发糜烂等。另外，NBI 放大内镜观察可见绒毛变钝、低平，对萎缩绒毛进行靶向活检也有助于诊断。
- 病理组织学所见为诊断的金标准，在十二指肠随机活检 4~6 块组织，通过评估绒毛的萎缩和表层上皮内淋巴细胞的浸润进行诊断。当怀疑本病时，进行随机活检也有助于排除其他一些需要鉴别的疾病。
- 病理上采用以绒毛萎缩、隐窝增生、上皮内淋巴细胞浸润为指标的 Marsh 分级对疾病的严重程度进行评估。

（八坂 达尚）

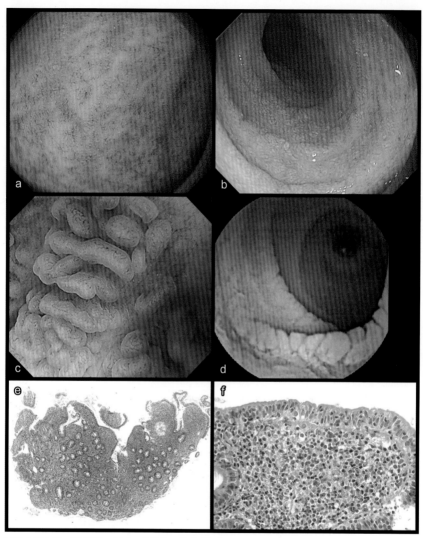

【60 余岁女性。乳糜泻。主诉：水样便，体重减轻】

a： 常规内镜所见。可见十二指肠球部绒毛萎缩，血管透见。

b： 十二指肠降部可见低平的 Kerckring 皱襞及粗糙、颗粒状的黏膜。

c： NBI 放大所见。可见弥漫的绒毛结构变钝、低平化。

d： 小肠胶囊内镜所见。可见干贝样外观（scalloping）。

e： 十二指肠降部的活检组织所见（低倍放大）。可见绒毛明显萎缩及黏膜内炎症细胞浸润。属于 Marsh 3 级。

f： e 的高倍放大所见。黏膜固有层内可见以淋巴细胞和浆细胞为主的炎症细胞浸润。平均 100 个上皮细胞中可见 35 个淋巴细胞。

淋巴管扩张症

小肠 ▶ ⓣ30页

- 本病为十二指肠淋巴管狭窄闭塞或淋巴管内压的上升，致使黏膜、黏膜下层的淋巴管扩张，造成蛋白质和脂肪等从末梢淋巴管漏入肠腔的一种蛋白漏出性胃肠病。
- 根据黏膜、黏膜下层淋巴管扩张，以及由此引起的临床症状及临床表现做出诊断。
- 是否满足蛋白漏出性胃肠病的定义及有无临床症状对于本病的诊断至关重要。
- 本病可分为原发性与继发性，继发性淋巴管扩张症的原因有胸部手术后、腹部放疗史、右心功能不全、肝硬化、Fontan 手术后等。
- 本病以营养疗法为主，但至今无特效治疗手段。药物治疗效果有限。治疗中出现的机会性感染等因素均可影响预后。

内镜所见及诊断 技巧

- 本病最大的特征为水肿黏膜上可见白色绒毛及散在分布的白点（**a ~ d**）。
- 黏液中所具有的漏出蛋白使黏膜表面呈现光泽感。
- 病理学特征为黏膜固有层出现囊状、多房状扩张倾向的淋巴管（**e，f**）。
- 当临床怀疑蛋白漏出性胃肠病进而考虑本病可能时，由于胃和十二指肠球部常无特异性表现，因此需要对十二指肠大乳头周围到十二指肠下曲甚至水平部进行详细观察，仔细辨认上述区域有无细小的白色绒毛样表现（**a ~ d**）。
- 十二指肠 ~ 空肠表现为白色绒毛的疾病均需与本病相鉴别。如以滤泡性淋巴瘤为代表的恶性淋巴瘤、Whipple 病、淋巴管瘤、餐后出现的生理性白色绒毛等。滤泡性淋巴瘤表现为不规则、扩张的白色绒毛，由于病理上为黏膜内小型异型淋巴细胞的增殖，故内镜下的白色绒毛常为一个个半球状小隆起。Whipple 病可见弥漫性白色绒毛，但活检黏膜中大多可见 PAS（periodic acid-Schiff）染色阳性的泡沫细胞，且淋巴管扩张不明显。淋巴管瘤可看到局限于肿瘤表面的白色绒毛，周围黏膜正常且无水肿。

（中村 正直）

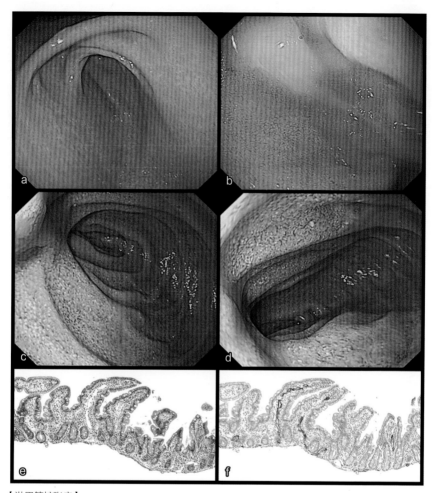

【淋巴管扩张症】

a：常规内镜所见（胃）。胃内多无异常表现。

b：十二指肠球部可见浑浊的白色肠液。

c：十二指肠大乳头附近的内镜所见。可见水肿黏膜上的细小白色绒毛及散在分布的白点。

d：接近观察。隐约可见白色的绒毛顶部。

e：活检组织所见（HE 染色）。绒毛内可见纵向扩张的结构。

f：活检组织所见（D2-40 染色）。绒毛内的黏膜固有层可见淋巴管扩张。

淀粉样变性

胃 ▶ 122 页
大肠 ▶ (下) 148 页

- 淀粉样变性是指具有丰富 β- 折叠结构的可溶性蛋白质因某些原因转变为不溶性的淀粉样蛋白纤维，在全身各脏器的细胞外沉积，引起脏器功能障碍的疾病。本病大致可分为局限性淀粉样变性和全身性淀粉样变性，根据沉积蛋白的化学类型可进一步分为 36 种亚类。

- 主要有以下两大类：①全身性淀粉样变性、多发性骨髓瘤、未定性的单克隆免疫球蛋白病（monoclonal gammopathy of undetermined significance；MGUS）等合并的 AL 型淀粉样变性；②结核、关节风湿病等慢性炎症性疾病合并的 AA 型淀粉样变性。另外，也有见于长期人工透析患者的 $A\beta_2M$ 型淀粉样变性、以转甲状腺素蛋白为前体的 ATTR（amyloidogenic transthyretin）型淀粉样变性。

内镜所见及诊断 技巧

- 与心脏和肾脏一样，消化道是淀粉样蛋白容易沉积的器官。不同种类的淀粉样蛋白在消化道的沉积形式不一样，故形成各自的内镜下表现。

- AL 型对血管壁的亲和性较高，具有块状沉积于黏膜肌层、黏膜下层和固有肌层的倾向（**a**），内镜下特征性表现为多发的黏膜下肿瘤样隆起及 Kerckring 皱襞的肥厚（**b，c**）。

- AA 型主要沉积于黏膜固有层和黏膜下层血管壁周围（**d**），随着沉积量的增加而表现为弥漫性粗糙黏膜及细小颗粒状隆起。沉积严重导致循环障碍时可出现糜烂、小溃疡和易出血的脆弱黏膜（**e，f**）。

- 由于 $A\beta_2M$ 型和 ATTR 型较少出现黏膜固有层沉积，因此内镜下往往难以见到异常表现。但有报道指出，ATTR 型也可见细小颗粒状黏膜和 Kerckring 皱襞肥厚。

- 诊断必须依靠活检，推荐 DFS（direct fast scarlet）染色确认淀粉样蛋白以减少假阴性。另外，利用特异性抗体进行免组化染色来确定蛋白类型也很重要。

参考文献

· Sipe JD, et al. Amyloid fibril proteins and amyloidosis: chemical identification and clinical classification International Society of Amyloidosis 2016 Nomenclature Guidelines. Amyloid 23: 209-213, 2016.

（**江崎 干宏**）

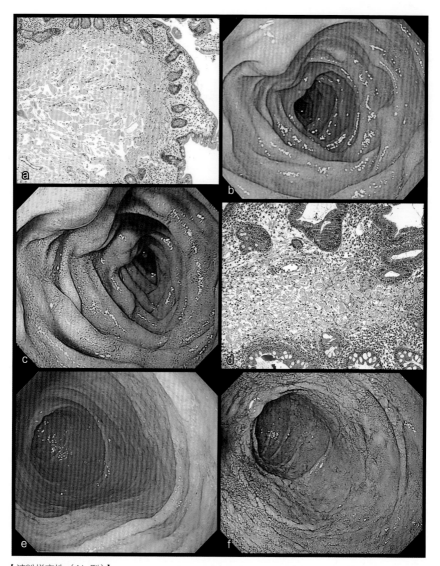

【淀粉样变性（AL 型）】
a：DFS 染色所见。黏膜固有层可见块状沉积的 AL 型淀粉样蛋白。
b：十二指肠内镜所见。
c：b 的靛胭脂染色所见。降部可见多发黏膜下肿瘤样隆起及肿大的皱襞。
【淀粉样变性（AA 型）】
d：HE 染色所见。黏膜固有层的血管壁周围可见 AA 型淀粉样蛋白沉积。
e：十二指肠内镜所见。降部皱襞低平化，可见弥漫性细小颗粒状粗糙黏膜。
f：e 的靛胭脂染色所见。可见散在的易出血性黏膜与糜烂。

里吉综合征

- 里吉综合征是以肌痉挛、脱毛、腹泻为三主征的原因不明的罕见疾病。1963年由里吉等率先报道，距今全世界已报道的病例数约有 50 例。几乎所有病例都可见肌痉挛及脱毛，但腹泻仅见于半数左右的病例。尸检发现消化道特征性的病理组织学表现为囊性息肉状胃肠炎（gastroenterocolitis cystic polyposa；GCP）。
- 肌松药丹曲林钠水化物对肌痉挛有效，有报道发现，类固醇药物、甲氨蝶呤、球蛋白制剂等对一些病例也有显著疗效。
- 过去许多里吉综合征患者死于呼吸肌痉挛引起的急性呼吸衰竭、消化道吸收不良综合征所致的营养不良以及败血症，预后较差。但近年来认为，如本病能早期诊断并治疗，预后相对较好。

内镜所见及诊断 技巧

- 尽管许多里吉综合征并未出现消化道病变，但部分病例可能表现出共同的特点，有助于诊断。
- 有报道指出，本病胃底穹窿部～胃体下部的黏膜明显萎缩，可见多发大小不一的囊肿样隆起。另外，可见弥漫分布的黑色点状色素斑（**a，b**）。而胃窦部几乎未见这些改变（**c**）。这与诸如幽门螺杆菌感染所致的萎缩模式截然不同。
- 十二指肠可见 Kerckring 皱襞消失、黏膜粗糙，微细颗粒状黏膜中可见散在分布的白斑，考虑为白色绒毛（**d**）。
- 胶囊内镜可见小肠内明显的白色绒毛，也可观察到囊肿样隆起、肿大绒毛及萎缩的黏膜（**e**）。
- 报道指出，GCP 为里吉综合征的特征性病理组织学表现，即胃、十二指肠、小肠、大肠出现多发大小不等的隆起型病变，可见黏膜上皮明显萎缩、固有层～黏膜下层的纤维性肥厚、炎症细胞浸润、腺体囊性扩张、多发深在性囊肿。活检组织若见到上述表现有助于诊断（**f**）。

（福田 芳生）

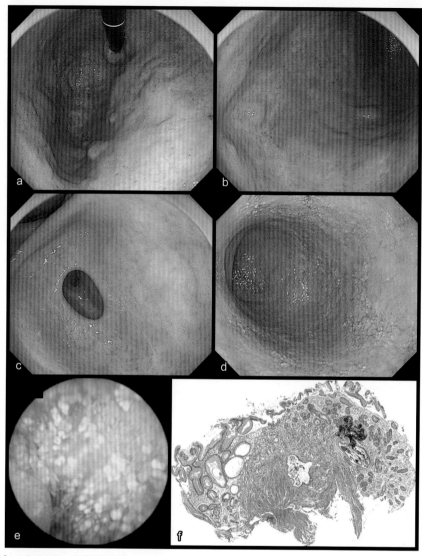

【20 余岁女性。里吉综合征】

- **a：** 常规内镜所见（胃底穹窿部）。明显萎缩的背景内分散着大小不一的囊肿样隆起及点状色素沉积。
- **b：** 胃体中部。具有与 **a** 相同的表现。
- **c：** 胃窦部。几乎未见囊肿样隆起及点状色素沉积。
- **d：** 十二指肠降部。可见管腔扩张、Kerckring 皱襞消失、黏膜粗糙及散在分布的白斑（考虑为白色绒毛）。
- **e：** 胶囊内镜所见（其他病例）。空肠。可见稍稍肿大的白色绒毛及散在的囊肿样隆起。
- **f：** 胃体活检组织所见。胃底腺明显萎缩，黏膜固有层、黏膜肌层内可见扩张的腺管。

非乳头部肿瘤样病变

- 位于十二指肠非乳头部的隆起型病变有上皮性肿瘤、非上皮性肿瘤和肿瘤样病变。常见的肿瘤样病变有异位胃黏膜、Brunner 腺增生·错构瘤、胃小凹上皮增生性息肉、Peutz-Jeghers 型息肉及异位胰腺。这些肿瘤样病变可呈现上皮肿瘤样 ~ SMT（submucosal tumor）样丰富的肉眼形态，因而在鉴别诊断十二指肠隆起型病变时需格外注意。

- 近年来，胃小凹上皮化生和部分异位胃黏膜已明确为胃型腺癌的癌前病变。此外，Brunner 腺增生·错构瘤合并胃型腺癌、Peutz-Jeghers 型息肉及异位胰腺合并腺癌的病例也可见于一些报道，"肿瘤样病变可能是腺癌的癌前病变或胃型腺瘤·腺癌的温床"这样的观点正逐渐受到重视。

内镜所见及诊断 **技巧**

- 异位胃黏膜病理组织学特点为：表面覆盖胃小凹上皮，黏膜固有层内可见成熟胃底腺细胞（**c**）。好发于球部，可表现为单发的结节状隆起或集簇分布的颗粒状小隆起（**a**）。与周围绒毛结构相比，病变表面在 NBI 下略显茶褐色，同时伴有胃小凹上皮样纹理（**b**）。

- Brunner 腺增生·错构瘤好发于球部，表现为黏膜下肿瘤样隆起（**d**）。病变表面常伴有胃小凹上皮化生，内镜下常可观察到岛状 ~ 片状的胃小凹上皮样纹理（**e**）。

- 胃小凹上皮型增生性息肉好发于球部，内镜下多呈亚蒂或有蒂形态。

- 以上 3 种病变的特征为病变表面伴有岛状 ~ 片状的胃小凹上皮样纹理。需要与胃型肿瘤相鉴别。

- Peutz-Jeghers 型息肉的病理组织学特征为：黏膜固有层的增生及黏膜肌层的树枝状增殖，且和消化道其他部位的病灶一样具有分叶状的头部，呈有蒂或亚蒂的形态。

- 异位胰腺呈 SMT 样隆起，顶部具有平缓的凹陷。

参考文献

· 平田敬，他. 知っておきたい十二指腸病変—十二指腸非乳頭部隆起性病変. 胃と腸 53：1596-1606, 2018.

（平田 敬，藏原 晃一）

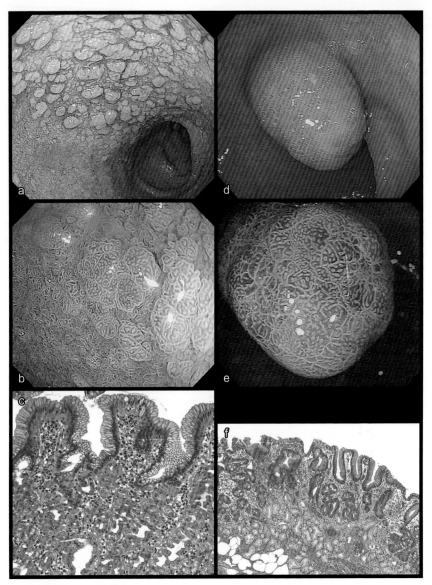

【40 余岁男性。异位胃黏膜 】

a： 常规内镜所见。十二指肠球部前壁到上壁可见与周围色调相近的半球状小隆起集簇分布。

b： NBI 放大观察所见。每个球状小隆起表面可见类似胃小凹上皮的纹理。

c： 活检组织所见。表层为胃小凹上皮，深部为成熟的胃底腺组织。

【60 余岁男性。Brunner 腺增生·错构瘤 】

d： 常规内镜所见。十二指肠球部可见发红的 SMT 样隆起。

e： NBI 放大观察所见。病变表层可见类似胃小凹上皮的纹理。

f： 病理组织所见。可见无异型性的 Brunner 腺增生，同时伴有成熟脂肪组织、平滑肌束及血管
成分。

非乳头部上皮性肿瘤（腺瘤・癌）

- 十二指肠非乳头部的上皮性肿瘤可分为腺瘤・癌和内分泌细胞肿瘤。腺瘤・癌从细胞表型来讲，可大致分为以肠型表型为主的肠型肿瘤（腺瘤・腺癌）和以胃型表型为主的胃型肿瘤（腺瘤・腺癌）。
- 肠型肿瘤（腺瘤・腺癌）的肉眼形态特点是伴有发白的色调改变（白色化），可发生于整段十二指肠。其发展模式遵循腺瘤—癌路径。
- 胃型肿瘤（腺瘤・腺癌）与来自 Brunner 腺的胃小凹上皮化生及异位胃黏膜有关，好发于球部~乳头部之间的近端十二指肠（特别是球部）。胃型肿瘤可分为腺瘤、癌以及介于两者之间的不确定恶性潜能的肿瘤（neoplasms of uncertain malignant potential；NUMP）3 种类型。
- 肠型肿瘤与胃型肿瘤相比，前者发病率更高，后者恶性潜能更高。
- 与消化道其他部位不同，由于十二指肠非乳头部腺瘤・癌较少见，目前还没有制订相关的癌症处理规约及指南，故病理诊断标准和分类也不统一。

内镜所见及诊断 技巧

- 肠型腺瘤呈平坦隆起型形态，多伴有白色化（**a，d**）。着眼于局灶的白色化改变有助于诊断。NBI 放大观察下，白色化实际上为白色不透明物质（white opaque substance；WOS）（**b，e**）。
- 在肠型腺瘤・腺癌中，可从肿瘤径 ≥ 6mm、发红表现、凹凸不规则、白色化程度降低、放大观察下黏膜纹理模糊化几个方面，对低异型度腺瘤、高异型度腺瘤及腺癌进行内镜下鉴别诊断。由于肠型腺瘤・腺癌多为平坦型病变，活检易造成黏膜下层纤维化，进而可能干扰后续的内镜切除治疗，故最好将活检引起的损伤控制在最小限度。

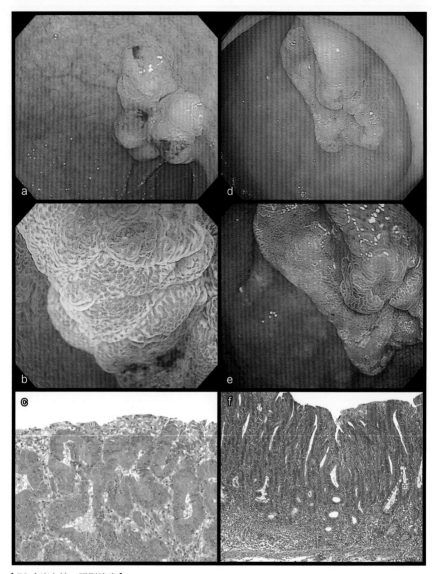

【70 余岁女性。肠型腺瘤】

a: 常规内镜所见。十二指肠球部上壁可见微细颗粒状扁平隆起,伴有白色化。

b: NBI 放大观察所见。白色化为 WOS 的表现。因 WOS 的干扰无法辨认黏膜上皮下方的微小血管。

c: 病理组织所见。符合中度异型腺瘤的表现,同时可见 Paneth 细胞及刷状缘。

【60 余岁男性。肠型腺瘤】

d: 常规内镜所见。十二指肠降部可见伴有白色化的颗粒状扁平隆起。

e: NBI 放大观察所见。明确白色化为 WOS。

f: 病理组织所见。可见中度~高度异型的腺瘤。

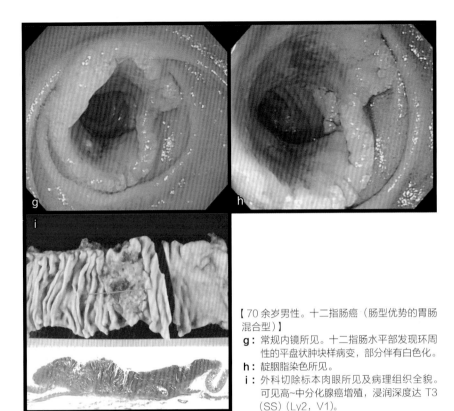

【70 余岁男性。十二指肠癌（肠型优势的胃肠混合型）】

g：常规内镜所见。十二指肠水平部发现环周性的平盘状肿块样病变，部分伴有白色化。

h：靛胭脂染色所见。

i：外科切除标本肉眼所见及病理组织全貌。可见高~中分化腺癌增殖，浸润深度达 T3（SS）（Ly2，V1）。

- 胃型腺瘤·腺癌好发于球部，呈 I s 型隆起（j）或黏膜下肿瘤样隆起（m）。与肠型肿瘤不同，很少伴有白色化。在病变表面可见片状胃小凹上皮样的纹理，着眼于这些表现有助于诊断（k，n）。

- 胃型腺瘤·腺癌在形态上难以与表面被覆胃小凹上皮的肿瘤样病变相鉴别。由于胃型病变多呈隆起的外观，活检后较少出现纤维化，必要时可进行病理学评估鉴别两者。

参考文献

· 平田敬，他. 十二指肠腺·癌の诊断—十二指肠非乳头部上皮性腫瘍と腫瘍様病変の内視鏡所見. 胃と腸 54:1103-1120, 2019.

（平田 敬，藏原 晃一）

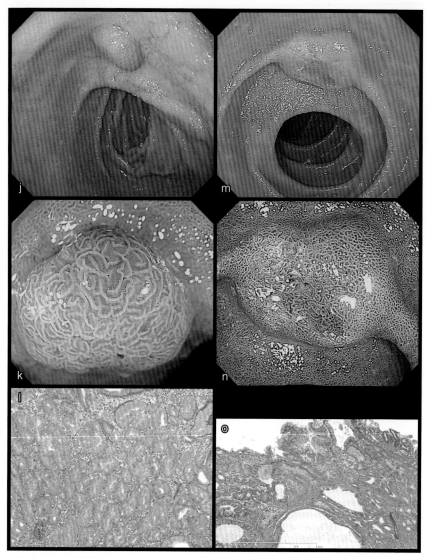

【70 余岁男性。胃型腺瘤】
　j：常规内镜所见。十二指肠球部上壁可见发红的 0-Ⅰs 型隆起型病变。
　k：NBI 放大观察所见。病变表面可见胃小凹上皮样纹理。
　l：病理组织所见。深部可见具有轻度细胞异型的 Brunner 腺样的小型腺管，表面被覆缺乏异型性的胃小凹上皮。
【70 余岁，男性。胃型肿瘤（NUMP）】
　m：常规内镜所见。十二指肠降部前壁可见顶端形成凹陷的 SMT 样隆起。
　n：NBI 观察所见。相比周边，凹陷区域可见轻度的茶褐色样改变。
　o：病理组织所见。具有核异型或结构异型的腺管增殖，表层类似于胃小凹上皮，深部则出现 Brunner 腺样的分化。

十二指肠 肿瘤·肿瘤样病变

乳头部癌/腺瘤

咽部 ▶ 6 页
食管 ▶ 15 页
胃 ▶ 126 页
小肠 ▶ (下) 36 页
大肠 ▶ (下) 166 页

- 乳头部（A）位于十二指肠降部，可分为乳头部胆管（Ab）、乳头部胰管（Ap）、壶腹部（Ac）、十二指肠大乳头（Ad）。
- 乳头部是指从胆管进入十二指肠固有肌层到十二指肠开口部这一片被 Oddi 括约肌包绕的区域，在此发生的肿瘤称为乳头部肿瘤。乳头部癌多发于壶腹部。
- 癌浸润未超出 Oddi 括约肌的病例预后较好。
- 本病发病确切的危险因素未明，但癌变过程可能与腺瘤—癌途径有关，故乳头部腺瘤被认为是癌前病变。另外，乳头部腺瘤可与家族性腺瘤性息肉病（familial adenomatous polyposis：FAP）合并存在。

内镜所见及诊断 技巧

- 本病往往在出现黄疸时被发现，也有部分病例是在上消化道内镜检查时观察到肿大的乳头部而被偶然发现。
- 可利用十二指肠侧视镜对乳头部的肿大、开口、十二指肠大乳头处的黏膜形态进行仔细观察。
- 乳头部癌基本的内镜下表现：露出型可见乳头部肿大及黏膜不规则发红（**a**）、糜烂、结节、溃疡、易出血。非露出型黏膜未见异常，但可见乳头部肿大（**f, g**）。
- 本病肉眼形态可分为肿块型（非露出肿块型，露出肿块型）、混合型（肿块溃疡型，溃疡肿块型）以及溃疡型等。随着疾病进展，逐渐发展成溃疡型。
- 本病经由内镜活检进行病理组织学诊断。非露出肿块型诊断较为困难，有时需借助内镜下乳头切开术或深挖活检。
- 癌肿的局部进展程度可通过超声内镜（EUS）、胰胆管腔内超声（IDUS）进行评价（**b, c, h**）。EUS 适合诊断胰腺浸润，IDUS 适合诊断胰管或胆管内进展及胰·十二指肠浸润。
- 乳头部腺瘤的内镜下基本表现为乳头部黏膜的白色、褐色、颗粒状改变（**k, l**）。

参考文献

椛野正人（編）. **エビデンスに基づいた胆道診療ガイドライン**. 医学図書出版, pp44-47, 2019.

（三好 广尚，乾 和郎）

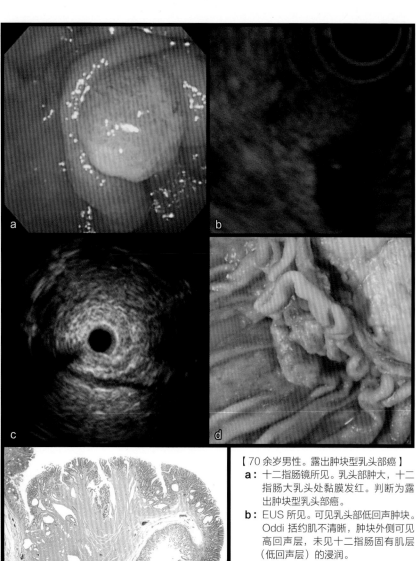

【70 余岁男性。露出肿块型乳头部癌】

a：十二指肠镜所见。乳头部肿大，十二指肠大乳头处黏膜发红。判断为露出肿块型乳头部癌。

b：EUS 所见。可见乳头部低回声肿块。Oddi 括约肌不清晰，肿块外侧可见高回声层，未见十二指肠固有肌层（低回声层）的浸润。

c：IDUS 所见（壶腹部）。探头周围可见稍肥厚的肿块回声。未见十二指肠固有肌层及胰腺实质的浸润。

d：切除标本。

e：病理组织所见。乳头部可见大小 15mm 的肿瘤。符合高分化管状腺癌，局限于乳头部黏膜层（pT1a）。

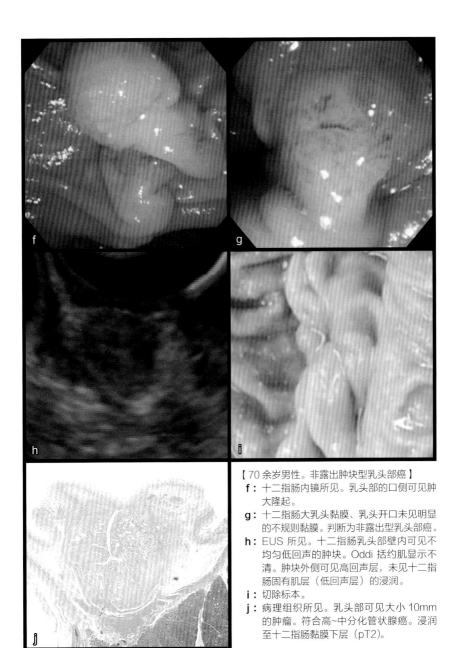

【70 余岁男性。非露出肿块型乳头部癌】

f： 十二指肠内镜所见。乳头部的口侧可见肿大隆起。

g： 十二指肠大乳头黏膜、乳头开口未见明显的不规则黏膜。判断为非露出型乳头部癌。

h： EUS 所见。十二指肠乳头部壁内可见不均匀低回声的肿块。Oddi 括约肌显示不清。肿块外侧可见高回声层，未见十二指肠固有肌层（低回声层）的浸润。

i： 切除标本。

j： 病理组织所见。乳头部可见大小 10mm 的肿块。符合高~中分化管状腺癌。浸润至十二指肠黏膜下层（pT2）。

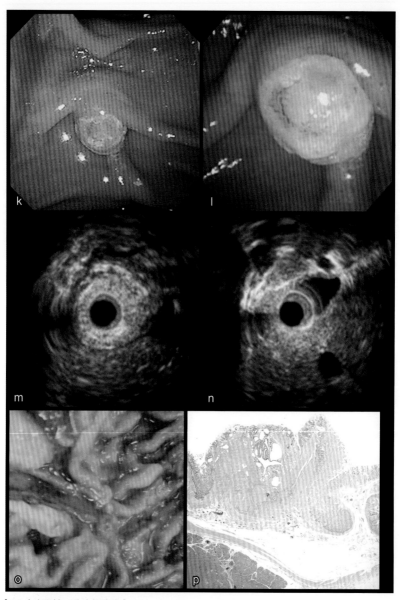

【80 余岁男性。乳头部腺瘤】

k：十二指肠内镜所见。可见乳头部轻度肿大。

l：十二指肠大乳头黏膜呈褪色调。

m：IDUS 所见（壶腹部）。探头周围可见均匀的肿块回声。未见十二指肠固有肌层及胰腺实质的浸润。

n：IDUS 所见（乳头部胆管）。未见胆管胰管内进展。

o：切除标本。

p：病理组织所见。可见乳头部黏膜内腺瘤。

类癌

胃 ▶ 150 页
大肠 ▶ ⊤ 200 页

- 类癌是源于神经内分泌细胞的肿瘤，在日本，消化道类癌的好发部位依次是直肠、十二指肠、胃、结肠。
- 2000 年 WHO 分类将类癌归为"神经内分泌肿瘤（neuroendocrine cell tumor；NET）"，2010 年的修订版认为类癌几乎都是"NET G1（Ki-67 指数低于 2%）"，2019 年的第 5 版也认为类癌与"高分化型 NET"同义。
- 90% 的类癌为非功能性，最常见的功能性肿瘤是胃泌素瘤（Zollinger-Ellison 综合征）。胃泌素瘤恶性程度高，60% 以上伴淋巴结转移，开腹手术时必须清扫淋巴结。
- 对瘤径 <1cm、浸润深度不超过 SM 层的十二指肠 NET 通常采用 EMR 术治疗，目前《胰·消化道神经内分泌肿瘤（NEN）诊疗指南（第 2 版）》（2019年）还处于研讨阶段。

内镜所见及诊断 技巧

- 约 90% 的十二指肠类癌发生在球部。前端帽有助于幽门孔内侧的观察，另外，在常规筛查中，从十二指肠退出内镜时务必对其进行仔细观察。
- 由于病灶起源于黏膜深层的内分泌细胞，并向黏膜下层膨胀性生长，故表现为黏膜下肿瘤（submucosal tumor；SMT）（**a ~ c**）。
- 小病灶呈平缓的半球状隆起，病灶增大后顶部黏膜菲薄化、平坦化，出现凹陷及溃疡，色调发黄，黏膜面因肿瘤挤压而出现明显扩张的血管（**b**），具有一定特征性。NBI 观察未见表面结构不规则，上述扩张延伸的血管走行也相对规则（**d**）。
- 小病灶需要与 Brunner 腺瘤相鉴别。类癌质地较硬，可通过活检钳触诊进行鉴别。
- EUS 下可见主要位于第 2 ~ 第 3 层的边界清晰的低回声肿块。
- 活检诊断准确率为 60% ~ 90%，诊断难以明确时建议采用 EUS-FNA。病理上肿瘤呈栅栏状 ~ 绸带状排列（**e, f**），嗜铬粒蛋白 A 和突触素染色阳性。

（丸山 保彦）

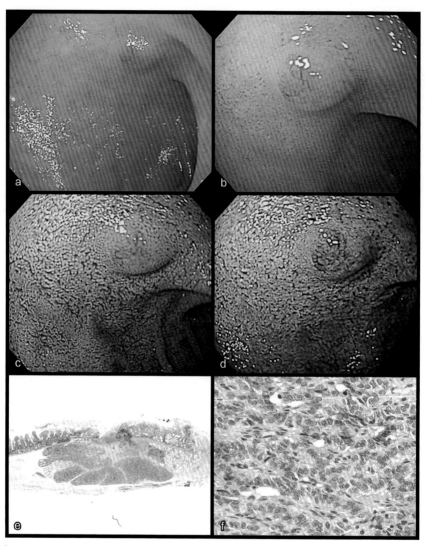

【60 余岁女性。十二指肠类癌】

a：常规内镜所见（十二指肠，远景）。十二指肠球部前壁近上壁可见隆起。

b：常规内镜所见（近景）。SMT 样隆起顶部可见清晰扩张的血管。

c：靛胭脂染色所见。可见 SMT 样隆起。

d：NBI 观察所见。隆起顶部可见茶褐色的扩张血管。

e：EMR 术后病理组织所见（HE 染色）。肿瘤主要位于黏膜下层。

f：EMR 术后病理组织所见（HE 染色放大）。肿瘤呈栅栏状～绸带状排列。

胃泌素瘤

- 胃泌素瘤是 1955 年由 Zollinger-Ellison 首次报道的以胃酸分泌过剩和顽固性消化性溃疡为特征的非 β 胰岛细胞瘤。过去一直认为胃泌素瘤多发生在胰腺，但近年来发现其更好发于十二指肠。

- 另一方面，多发性内分泌腺瘤病（multiple endocrine neoplasia；MEN）可分为以胰腺内分泌肿瘤、甲状旁腺肿瘤、垂体肿瘤等为主要病变的 MEN-1 型和以甲状腺髓样癌、嗜铬细胞瘤等为主要病变的 MEN-2 型，多数疑为常染色体显性遗传。有 20% ~ 38% 的胃泌素瘤合并 MEN-1，故发现胃泌素瘤的同时需排查 其他脏器的内分泌肿瘤，并检测有无 MEN-1 基因突变。

- 胃泌素瘤大多体积较小，可多发，具有转移性，可通过选择性动脉钙剂激发试验、生长抑素受体闪烁扫描等进行定位诊断，本病标准的治疗手段是进行外科根治性切除。

内镜所见及诊断 技巧

- 当出现顽固性溃疡、腹泻等症状，且血清胃泌素较高时，需高度怀疑胃泌素瘤，同时为明确有无多发病灶的可能，必须对整段十二指肠进行仔细观察。

- 已报道的十二指肠胃泌素瘤多小于 1cm，由于其来源于黏膜下层，故通常呈现黏膜下肿瘤的形态（**a，b**）。随着肿瘤增大，逐渐出现凹陷（delle）、顶端糜烂及溃疡。

- 由于十二指肠胃泌素瘤缺乏特征性的内镜下表现，故依赖于病理组织学诊断（含免疫组化）（**d ~ f**）。当常规活检无法取到组织时，可根据部位和病灶尺寸的差异，利用超声内镜下穿刺吸取活检获取组织。

参考文献

· 庄司広和，他. 選択的動脈内カルシウム注入試験で局在診断し核出術を施行した MEN-1 型にともなう十二指肠胃泌素瘤の 1 例. 日消誌 108：80-87, 2011.

（黑木 实智雄）

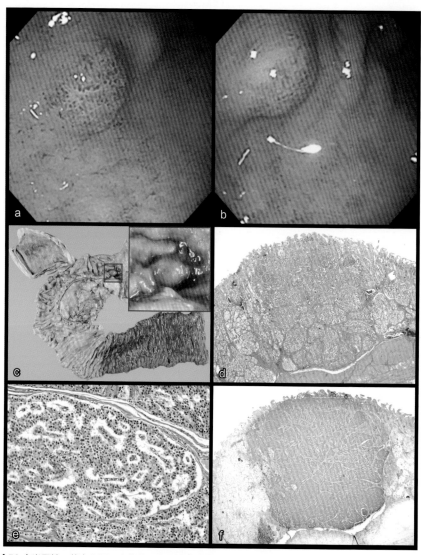

【50 余岁男性。伴有 MEN-1 的十二指肠胃泌素瘤（已切除）】

a, b: 常规内镜所见。十二指肠球部前壁可见 4mm 大小的黏膜下肿瘤。表面出现扩张血管，周围可见散在发红。

c: 切除标本（胰头十二指肠切除术）。

d~f: 病理组织所见〔**d**：HE 染色（×2），**e**：HE 染色（×20），**f**：胃泌素免疫组化染色（×2）〕。肿瘤存在于十二指肠黏膜固有层~黏膜下层，肿瘤细胞呈带状~环状排列（**d, e**）。免疫组化可见神经内分泌肿瘤标记物嗜铬粒蛋白 A、CD56、突触素阳性，肿瘤细胞胃泌素标记弥漫阳性（**f**）。

浆细胞瘤

胃 ▶ 164 页
大肠 ▶ ⓣ 208 页

- 浆细胞瘤是 B 淋巴细胞分化成熟形成的浆细胞单克隆增生，并产生单克隆免疫球蛋白的肿瘤性疾病。
- 浆细胞瘤多表现为多发性骨髓瘤，髓外浆细胞瘤占所有浆细胞瘤的 3%～5%。
- 发生于消化道的髓外浆细胞瘤比较少见，而发生于十二指肠的浆细胞瘤更是少之又少。
- 十二指肠浆细胞瘤患者的主要症状为出血、肠梗阻、黄疸等。
- 局限期病例可选择手术切除或者放疗，进展期病例可选择与多发性骨髓瘤同样的化疗方案。

内镜所见及诊断 技巧

- 十二指肠浆细胞瘤，在 X 线、内镜下可表现为边界不清的颗粒状黏膜、皱襞肿大、黏膜下肿瘤样隆起、溃疡性肿块等多种形态。很难与其他恶性淋巴瘤相鉴别。肿瘤增殖活跃（Ki-67 指数高），有时可形成大型的肿块或溃疡，造成管腔狭窄。病灶通常多发。
- 本病病理组织学诊断必不可少。HE 染色下可见由 N/C 比高、大小不一、嗜碱性的车轮状细胞核和丰富的嗜酸性细胞质组成浆细胞样异型细胞弥漫浸润。
- 肿瘤细胞的免疫组化染色可见 CD19（+），CD45（+），CD56（±），CD79a（±），CD138（+），cyclin D1（-）。本病确诊需借助免疫球蛋白轻链的免疫组化或原位杂交显示 κ 链或 λ 链阳性，以证明浆细胞单克隆性增生。

参考文献

· Ammar T, et al. Primary antral duodenal extramedullary plasmacytoma presenting with melena. Clin Gastroenterol Hepatol 8：A32, 2010.

（中村　昌太郎）

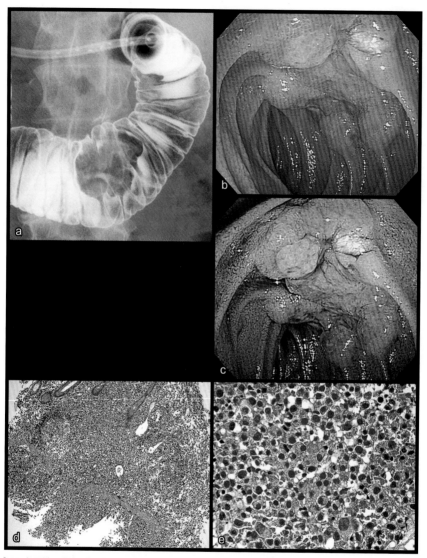

【50 岁男性。浆细胞瘤】

a: 低张十二指肠 X 线造影所见。十二指肠下曲前壁可见大小约 3cm、边界清晰的隆起型病变。边缘平滑，呈黏膜下肿瘤样形态，表面有淡淡的钡剂附着。

b, c: 常规内镜所见。可见轻度发红，呈黏膜下肿瘤样隆起，中央可见凹陷的隆起型病变。病变表面有溃疡形成。

d, e: 活检组织所见〔HE 染色低倍放大（**d**），高倍放大（**e**）〕。黏膜及黏膜下层可见具有嗜酸性细胞质的大小不一的异型浆细胞弥漫浸润。免疫组化染色下异型细胞 CD20（-），CD79a（+），CD138（+），κ（-），λ（+），IgG（-），IgA（+），IgM（-），Ki-67 指数 25%，诊断为髓外浆细胞瘤。

食管 ▶ 77 页
胃 ▶ 166 页
小肠 ▶ 下48 页
大肠 ▶ 下210 页

十二指肠 GIST

- 胃肠道间质瘤（gastrointestinal stromal tumor；GIST）是起源于消化道肌间神经丛中起搏细胞（Cajal 间质细胞）的肿瘤，多数表达 CD117。
- GIST 可发生于整个消化道，但十二指肠 GIST 少见，仅占 3% ~ 5%，多见于 Vater 乳头附近的十二指肠降部（56%），其后依次为水平部 / 升部（32%）及球部（12%）。
- 约 5% 的神经纤维瘤病 I 型（von Recklinghausen 病）可合并小肠 GIST，多位于十二指肠到近端空肠，且具有多发倾向。
- 与胃 GIST 相比，十二指肠型 GIST 以腔外发育型居多，由于约半数的病例在出现症状时（消化道出血、贫血、触及肿块、腹痛）才得以诊断，因此肿瘤往往较大且多处于进展期。另外，肿瘤组织学恶性程度高，预后不良。

内镜所见及诊断 技巧

- 与胃 GIST 一样，病变大部分都被覆非肿瘤上皮，表现为具有紧满感的单结节 ~ 多结节样黏膜下肿瘤形态（**a**），病变顶部常伴有中央凹陷（delle）或溃疡（**b**）。
- 超声内镜（EUS）扫查可见位于第 4 层的连续性低回声（**c**）。尤其是在低回声内发现提示液化坏死的无回声区域时，应高度怀疑恶性。
- 提示恶性的征象有：内部回声不均匀、结节分叶状、肿瘤短时间内增大、溃疡形成等，但小病变在内镜下或 EUS 下的表现往往不典型，常常难以与平滑肌瘤和神经鞘瘤等黏膜下病变鉴别。
- 由于涉及十二指肠的治疗方案往往创伤性较大，故治疗前正确的组织学诊断就显得极为重要。表面有溃疡形成的病变由于充分暴露于肠腔侧，可通过活检进行诊断。若病变被覆非肿瘤上皮时，可借助超声内镜下细针穿刺吸引活检（EUS-FNA）获取组织（**d**）。

参考文献

Sugase T, et al. Clinicopathological Characteristics, Surgery and Survival Outcomes of Patients with Duodenal Gastrointestinal Stromal Tumors. Digestion 94：30-36, 2016.

（吉田 将雄）

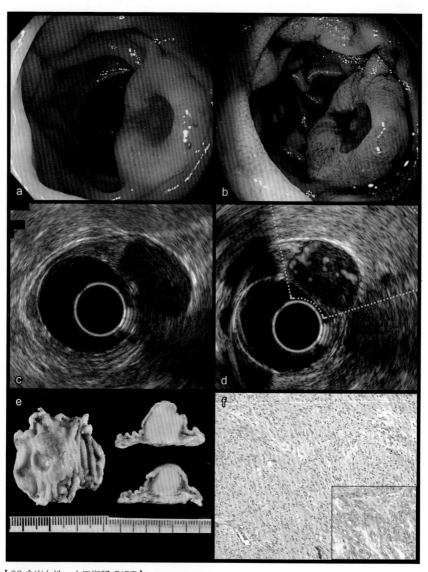

【60 余岁女性。十二指肠 GIST】

a：常规内镜所见（降部，Vater 乳头对侧）。可见伴有桥样皱襞的黏膜下隆起。

b：病变顶部可见凹陷（delle）。

c：EUS 所见。可见与第 4 层（固有肌层）连续、边界清晰的低回声肿块。

d：肿块内部可探及丰富的血流信号。利用 EUS-FNA 获取组织，最终确诊为 GIST。

e：切除标本。内镜下所见隆起顶部的 delle 在大体标本上也清晰可辨。

f：病理组织所见。可见具有梭形~类圆形细胞核的肿瘤细胞增生。CD117 阳性。

恶性淋巴瘤

食管 ▶ 79 页
胃 ▶ 168, 172 页
小肠 ▶ ⑦50 页
大肠 ▶ ⑦214 页

- 消化道淋巴瘤大多好发于胃和小肠,十二指肠发病率为 5%～16%,相对比较少见。
- 组织学类型上,以滤泡性淋巴瘤最为多见,其次为 T 细胞淋巴瘤,MALT (mucosa-associated lymphoid tissue)淋巴瘤。此外,还有弥漫性大 B 细胞淋巴瘤(diffuse large B-cell lymphoma;DLBCL)、浆细胞瘤、套细胞淋巴瘤和 Burkitt 淋巴瘤等。
- 肉眼形态丰富多样,在某种程度上与组织学类型相关。
- 治疗可选择包括根除幽门螺杆菌(*H.pylori*)在内的抗生素治疗、手术切除、化疗、放疗等多种手段。需根据组织学类型、临床分期、病变范围等选择合适的治疗方法。

内镜所见及诊断 技巧

- 滤泡性淋巴瘤:多呈现相当于 MLP(多发性淋巴瘤性息肉病)型的多发小隆起(**a～i**),也有形成单发或多发肿块的病例。免疫组化染色可见 CD10、CD20、CD79a、BCL-2 阳性,CD5 和 cyclin D1 阴性。通过细胞遗传学检查或荧光原位杂交确认 t(14;18)(q32;q21)/ *IGH-BCL2* 的话,即可确诊。
- MALT 淋巴瘤:在肠道淋巴瘤的肉眼分类(隆起型、溃疡型、MLP 型、弥漫型、其他)中,笔者所遇到的 MALT 淋巴瘤多表现为弥漫型(**j～s**)。
- 部分十二指肠球部的 MALT 淋巴瘤可通过根除 *H.pylori* 而达到消退或缓解(**t, u**)。
- 其他:DLBCL 经常呈现为溃疡或大型的肿块,需要与癌进行鉴别(**v～z**)。
- T 细胞淋巴瘤多表现为黏膜粗糙、不规则糜烂或小溃疡,笔者等认为其可归属肉眼分类中的弥漫型。

参考文献

· 中村昌太郎, 他. 7 恶性淋巴瘤 b MALT 淋巴瘤. 胃と腸アトラス I 上部消化管, 第 2 版. 医学書院, pp349-352, 2014.

（**中村 昌太郎**）

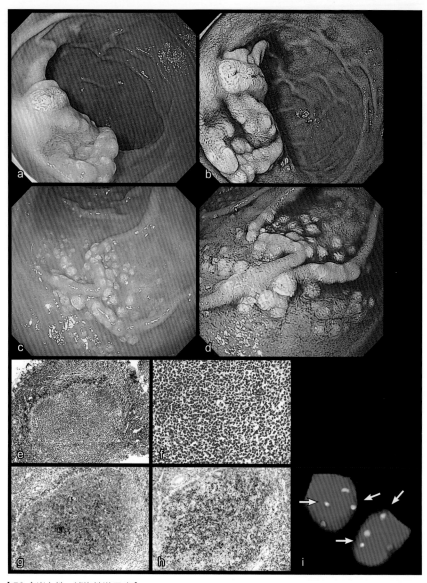

【50 余岁女性。滤泡性淋巴瘤】

a, b: 常规内镜所见。十二指肠降部乳头附近可见伴有小白斑的多发小隆起。

c, d: 常规内镜所见。十二指肠下曲到水平部可见伴有白斑的多发小隆起。

e～h: 活检组织所见。可见小型～中型的异型淋巴细胞形成滤泡样结构并弥漫性浸润（**e, f**），免疫组化染色可见异型淋巴细胞的 CD10（**g**）和 BCL-2（**h**）阳性。

i: 活检标本的荧光显微镜所见。利用 *IGH / BCL2* 易位探针进行荧光原位杂交，可见异型淋巴细胞内红色（*BCL2*）和绿色（*IGH*）信号的融合，从而确认染色体异位 t（14；18）（q32；q31）/ *IGH-BCL2*（⇨）。

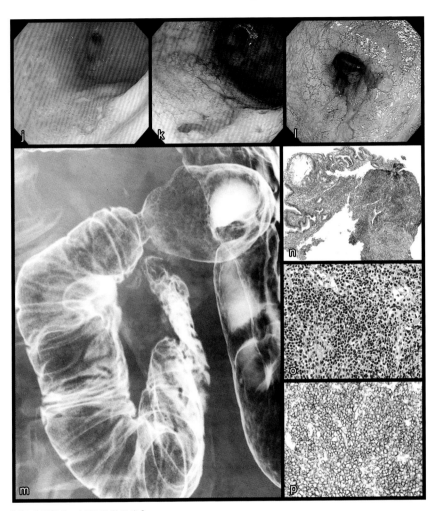

【80 余岁男性。MALT 淋巴瘤】

j~l: 常规内镜所见。十二指肠球部可见伴有小溃疡、糜烂的发红颗粒状黏膜（j，k）。球后部可见环周狭窄，其口侧有溃疡形成（l）。

m: 十二指肠 X 线造影所见。十二指肠球部可见颗粒状黏膜，球后部可见环周性狭窄。

n~p: 活检组织所见。可见小型~中型的异型淋巴细胞弥漫性浸润（n，o）。免疫组化染色可见异型淋巴细胞 CD20 阳性（p）。

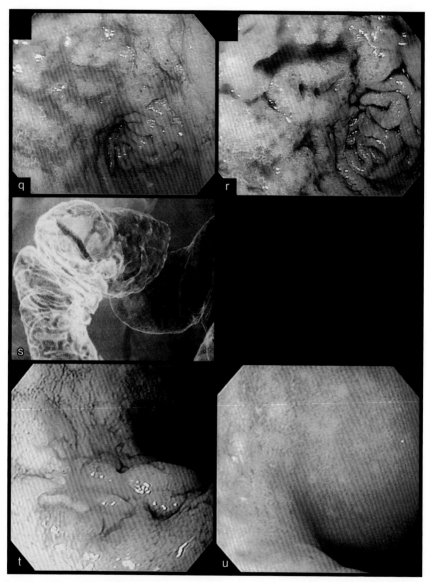

【50 余岁男性。MALT 淋巴瘤】

q, r: 常规内镜所见。十二指肠球部可见伴有白斑、发红及糜烂的水肿黏膜。

s: 十二指肠 X 线造影所见。十二指肠球部可见颗粒状黏膜，球后部可见环周性狭窄。

【60 余岁女性。MALT 淋巴瘤】

t: 常规内镜所见（治疗前）。十二指肠球部可见伴有多发糜烂的颗粒状黏膜。

u: 常规内镜所见（根除幽门螺杆菌 6 周后）。可见十二指肠球部的病变瘢痕化。

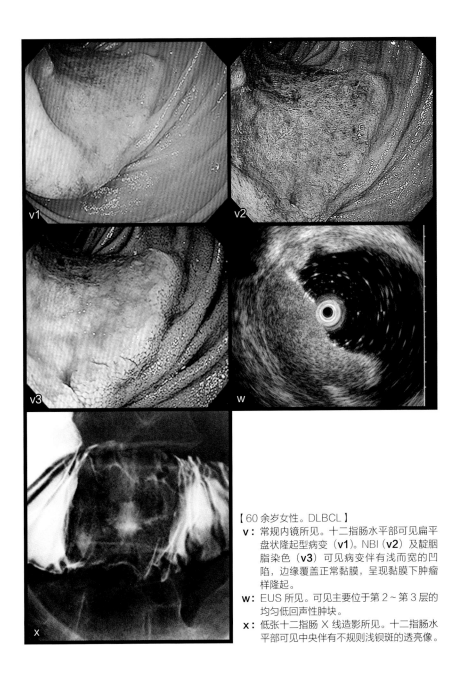

【60余岁女性。DLBCL】
v：常规内镜所见。十二指肠水平部可见扁平
　盘状隆起型病变（**v1**）。NBI（**v2**）及靛胭
　脂染色（**v3**）可见病变伴有浅而宽的凹
　陷，边缘覆盖正常黏膜，呈现黏膜下肿瘤
　样隆起。
w：EUS所见。可见主要位于第2~第3层的
　均匀低回声性肿块。
x：低张十二指肠X线造影所见。十二指肠水
　平部可见中央伴有不规则浅钡斑的透亮像。

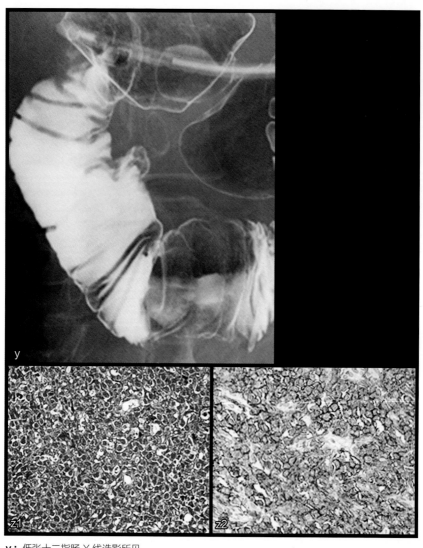

y：低张十二指肠 X 线造影所见。

z：活检组织所见。可见大型异型淋巴细胞弥漫性浸润（**z1**）。免疫组化染色下异型淋巴细胞
CD20 阳性（**z2**）。

转移性十二指肠肿瘤

食管 ▶ 75 页
胃 ▶ 178 页
小肠 ▶ ⬇56 页

- 转移性十二指肠肿瘤是指产生于其他脏器的恶性肿瘤转移至消化道的十二指肠部分的病变。

- 转移途径除了远处脏器的种植性转移、血行转移（如肺癌、乳腺癌、恶性黑色素瘤等）、淋巴道转移（如肾癌、泌尿生殖系统癌等）之外，还有邻近脏器的直接侵犯（如胰腺癌、胃癌、胆管癌、结肠癌等）。

- 转移性十二指肠肿瘤较罕见，占十二指肠病变的 1.3%～5.4%，占十二指肠恶性病变的 16.3%～16.7%。

- 在转移性消化道肿瘤中，十二指肠最为常见（占 44.2%），尤其在上消化道中约占 55.9%。

- 本病往往以消化道出血为主要症状接受内镜检查，其他症状还包括腹痛和消化道梗阻等。

内镜所见及诊断技巧

- 转移性十二指肠肿瘤具有各种形态，主要分为挤压型、隆起型、溃疡型、狭窄型，但一般缺乏特异性，根据病灶是由远隔脏器转移或是邻近脏器直接侵犯而呈现出不同的表现。

- 若病灶由远隔脏器转移而来，则多为黏膜下肿瘤样的隆起型病变。早期表现为小结节，随着肿瘤增大表面形成溃疡，呈现"牛眼征"或"靶环征"等表现（**a～d**）。

- 转移灶靠近黏膜侧时，即使病变较小也容易在表面形成溃疡。当形成局限性溃疡时，会难以和原发性十二指肠癌相鉴别。

- 若为邻近脏器直接侵犯而来，则多呈现挤压型或狭窄型的形态。

- 胰腺癌等易发生纤维化的转移性肿瘤可造成黏膜纠集。

- 病变多发生在乳头旁和十二指肠球部。如果病灶由远隔器官转移而来，一般情况下也多伴有消化道其他部位的转移。

参考文献

Wei SC, et al. Incidence, endoscopic morphology and distribution of metastatic lesions in the gastrointestinal tract. J Gastroenterol Hepatol 22：827-831, 2007.

（斧山 巧，矶本 一）

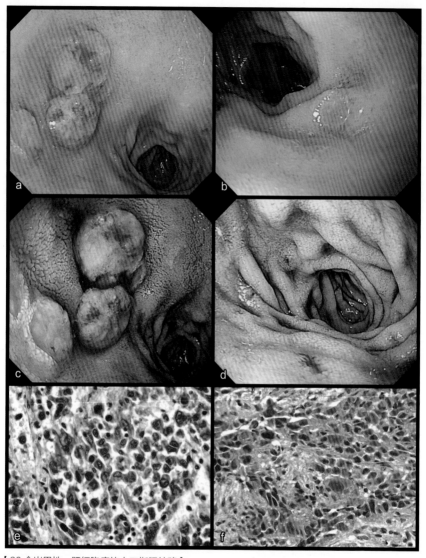

【60 余岁男性。肝细胞癌的十二指肠转移】
- **a**：常规内镜所见（十二指肠球部）。可见数个 10mm 大小的类圆形不规则凹陷型病变与平坦隆起型病变。
- **b**：常规内镜所见（十二指肠降部）。可见数毫米大小的阿弗他样病变。
- **c**：靛胭脂染色所见（十二指肠球部）。
- **d**：靛胭脂染色所见（十二指肠降部）。
- **e**：病理组织学所见（肝脏病灶）。符合未分化型肝细胞癌表现。
- **f**：活检组织学所见（十二指肠病灶）。可见未分化型肝细胞癌，与切除的肝脏病灶的组织学类型一致。

家族性腺瘤性息肉病（FAP）

胃 ▶ 180 页
大肠 ▶ ⊤222 页

- 年轻时大肠即出现 100 个以上的腺瘤，并且极易合并肠癌的一类疾病总称为大肠腺瘤病（polyposis）。其中，由于 adenomatous polyposis coli（*APC*）基因突变而呈现常染色体显性遗传的大肠腺瘤病称为家族性腺瘤性息肉病（familial adenomatous polyposis；FAP）。
- FAP 除大肠病变之外，胃、十二指肠、空肠、回肠也可发生腺瘤和癌。消化道外病变可有硬纤维瘤、子宫内膜癌、甲状腺癌等。
- 十二指肠腺瘤癌变率较高，成为结肠全切术后患者的首要死因，故对癌前病变的处理显得尤为重要。

内镜所见及诊断 技巧

- FAP 患者十二指肠腺瘤的患病率随年龄增长而增加，最终可达 90% ~ 100%。
- 病变在十二指肠的第二部分（降部）分布最密集，远端则较为稀疏。可见多发的各种形态的腺瘤，十二指肠乳头也可发生腺瘤。内镜下通常表现为白色的数毫米大小的半球状小型隆起，活检诊断为管状腺瘤。有时也可见亚蒂或广基的大型隆起（管状绒毛状腺瘤）。部分病例也可出现凹陷型病变或结节集簇样病变（管状腺瘤）。
- 乳头部肿瘤的患病率达 65% ~ 75%，且屡屡诱发胰腺炎。乳头部腺瘤常表现为乳头开口处的白色结节样改变，有时可见乳头开口部隆起。
- 乳头部肿瘤有时从外观上几乎看不出异常。即便外观看似正常的乳头，其活检的标本中也有 20% 左右符合腺瘤的组织学表现。
- 使用侧视镜对乳头部进行精查可在直视乳头的基础上进行精准的活检。十二指肠腺瘤的数量和乳头腺瘤的发生率呈正相关。
- 现已证明"腺瘤—腺癌"这种癌变通路同样适用于十二指肠癌和乳头部癌，故对于腺瘤这种癌前病变的处理就显得尤为重要。

（赤坂 理三郎）

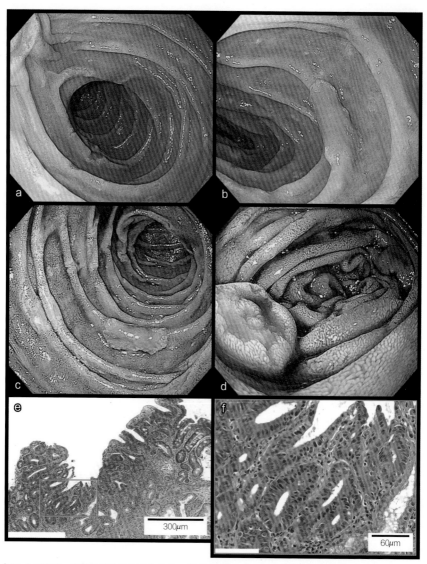

【20 余岁男性。家族性腺瘤性息肉病的十二指肠病变】

a：常规内镜所见。整段十二指肠降部（含乳头）可见凹陷型病变及白色小隆起。

b：可见长径超过 10mm 的凹陷型病变和多发白色小隆起。

c：靛胭脂染色所见。可见多发大小不等的隆起型病变及凹陷型病变。

d：乳头部也可见凹陷型病变。

e：活检组织所见（HE 染色，弱放大）。表层可见异型腺管增生的区域。

f：e 的□放大所见。可见部分具有肿大细胞核及复层核结构的异型腺管增生，符合管状腺瘤的表现。

Peutz-Jeghers 综合征

胃 ▶ 182 页
小肠 ▶ ⊤46 页
大肠 ▶ ⊤180 页

- Peutz-Jeghers 综合征（PJS）是一种具有以下 3 大特征的疾病：①错构瘤性息肉病；②以口周为中心的皮肤、黏膜色素沉着；③常染色体显性遗传。息肉可发生于除食管外的所有消化道，尤其多见于十二指肠和空肠上段。
- 本病发病被认为与 *LKB1/STK11* 基因突变有关。虽然本病是遗传性疾病，但却有 50% 为无明确家族病史的散发病例，因此在诊断时需引起注意。
- 本病就诊时的症状有：增大的息肉引起套叠所致的肠梗阻和腹痛；息肉部分缺损或脱落引起的血便、黑便、贫血等。另外，从婴儿期开始便出现于口唇、口腔、手指尖等处大小 1~5mm 的黑褐色色素斑多有助于诊断。但随着年龄增长，全身的色素斑会逐渐变淡，有时仅凭皮肤所见难以诊断。
- PJS 患者是发生恶性肿瘤（含消化道肿瘤）的高危人群。据报道，50 岁之前约 30% 的病例可发生消化道、胰腺、乳房、睾丸、卵巢、肺的恶性肿瘤，而在 70 岁之前发病率可高达 80%，因此必须进行定期随访检查。

内镜所见及诊断 *技巧*

- 本病息肉形态多为亚蒂~带蒂，色调由红色~白色不等。息肉表面多平滑，但病灶增大时可呈分叶状或结节状。表面结构可有类圆形、椭圆形、星芒状、脑回状等多种表现（**a ~ d**）。
- PJ 息肉在病理学上属于错构瘤性息肉，表现为树枝状延伸的平滑肌纤维束和被覆的非肿瘤性黏膜所构成的特征性组织结构（**e，f**）。
- 病变最初仅表现为黏膜增生，随着病变进展，腺管簇朝着黏膜下层的方向生长，挤压黏膜肌层，上述过程的反复形成了树突状的结构，加上蠕动等作用于息肉表面的机械性刺激等，共同影响了病变在内镜下所呈现的形态特点。
- 内镜下需要与幼年性息肉病、PTEN 错构瘤综合征、Cronkhite-Canada 综合征等相鉴别。有时与腺瘤不易区分，仅凭内镜所见难以诊断，必要时需参照全身表现进行综合分析诊断。

参考文献

· 坂本博次，他. 過誤腫性ポリポーシス. 日消誌 114：422-430, 2017.

（三上 荣）

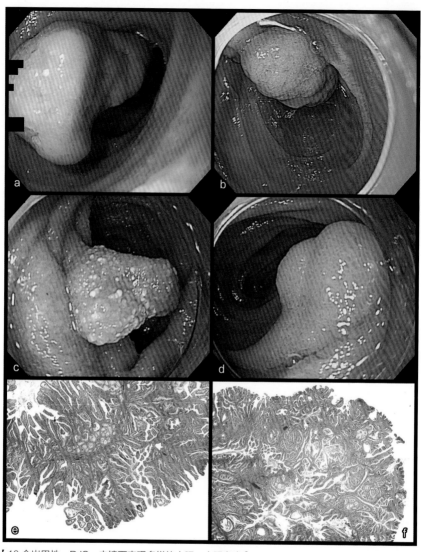

【10 余岁男性。PJS。内镜下表现多样的小肠、大肠息肉】

a：常规内镜所见。十二指肠降部可见巨大的 0-Ip 型息肉。表面平滑，色调发白。

b：与 **a** 相同的病变，但其头端被翻到肛侧，蒂部得以暴露。

c, d：**a**、**b** 的病变切除后，观察水平部时又意外发现与黏膜同色调、表面颗粒状的 0-Isp 型息肉（**c**）和 0-Is 型息肉（**d**）。

e：病理组织所见。可见树枝状延伸的平滑肌纤维束和被覆的非肿瘤性黏膜。

f：腺管向黏膜下层方向生长，黏膜肌层受到挤压，上述过程的反复形成了树枝状黏膜结构。

多发性淋巴瘤性息肉病（MLP）

十二 ▶ 229 页

- 多发性淋巴瘤性息肉病（multiple lymphomatous polyposis；MLP）是 1961 年由 Cornes 提出的一种疾病概念，它指的是"消化道中出现广泛分布的由淋巴细胞肿瘤性增殖所构成的多发性息肉样病变，本质上属于恶性淋巴瘤"。
- 最初 MLP 被认为是套细胞淋巴瘤这一组织学亚型的特征性表现，但是近年发现 MLP 最常见于滤泡性淋巴瘤，还可见于 MALT（mucosa-associated lymphoid tissue）淋巴瘤和 T 细胞淋巴瘤。
- 由于不同淋巴瘤的组织学类型和分期不同，治疗手段和预后也各异，必须借助免疫组化染色和基因易位检测等手段获得准确的病理诊断。
- 套细胞淋巴瘤通常属于预后不良的侵袭性淋巴瘤，而滤泡性淋巴瘤及 MALT 淋巴瘤属于预后良好的惰性淋巴瘤。

内镜所见及诊断 技巧

- 套细胞淋巴瘤：以胃、十二指肠为主，整个消化道可见大小不一的息肉样隆起或黏膜下肿瘤样隆起。
- 滤泡性淋巴瘤：大多表现为以十二指肠、空肠为中心的多发小隆起（参照第 229 页）。
- MALT 淋巴瘤：十二指肠处多为弥漫型（参照第 229 页），而回肠则可表现为淋巴滤泡样的 MLP 型。
- 其他：T 细胞淋巴瘤多表现为黏膜粗糙、不规则糜烂及小溃疡的弥漫型。但有报道发现，其在十二指肠、小肠也可表现为 MLP 型。

参考文献

[1] Hirakawa K, et al. Primary gastrointestinal T-cell lymphoma resembling 多发性淋巴瘤性息肉病 . Gastroenterology 111: 778-782, 1996.
· Kodama T, et al. Lymphomatous polyposis of the gastrointestinal tract, including mantle cell lymphoma, follicular lymphoma and mucosa-associated lymphoid tissue lymphoma. Histopathology 47: 467-478, 2005.

（中村 昌太郎）

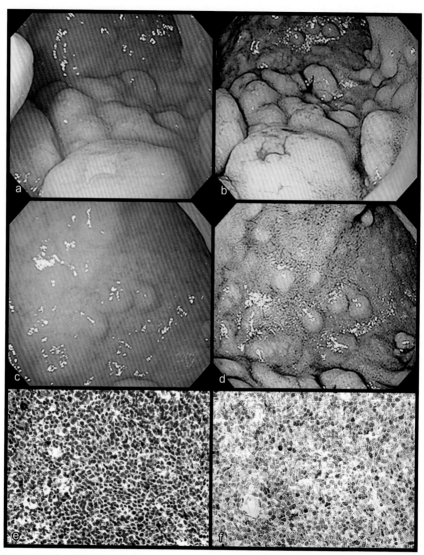

【70余岁男性。套细胞淋巴瘤】

a, b：常规内镜所见。十二指肠球部可见多发大型的黏膜下肿瘤样隆起。

c, d：球后部可见散在分布的相对较小的黏膜下肿瘤样隆起。

e, f：活检组织所见。可见小~中型的异型淋巴细胞弥漫性浸润（**e**）。免疫组化染色下异型淋巴细胞 cyclin D1 染色阳性（**f**）。

Cronkhite-Canada 综合征

胃 ▶ 184 页
大肠 ▶ ⊤ 228 页

- Cronkhite-Canada 综合征（Cronkhite-Canada syndrome；CCS）为消化道息肉病基础上伴有脱发、指（趾）甲萎缩、皮肤色素沉着等特征性皮肤表现的非遗传性疾病。
- 本病类似其他消化道息肉病，全消化道（含十二指肠）多发同一组织学类型的息肉。
- 2013 年日本全国调查显示，2000 年后确诊的 210 例 CCS 患者的平均年龄为 63.5 岁，男女比例为 1.84：1，男性居多。
- CCS 因消化道息肉病和炎症性改变导致消化道吸收障碍，因此以腹泻为主要症状的病例居多，约占 70%。
- 作为本病特征性的皮肤表现，脱发、指（趾）甲萎缩、皮肤色素沉着 3 大特征仅见于 50%～60% 的初诊病例，疾病初期不少病例缺少皮肤症状。

内镜所见及诊断 技巧

- 在上消化道内镜检查中，十二指肠 CCS 表现为散在 / 多发的从平板状～半球状发红色调的息肉（**a～d**）。息肉间的黏膜呈轻度发红、水肿样改变（**a～d**）。
- 本病十二指肠病变以球部最为明显，隆起型改变极为醒目（类似于胃窦处病变）（**a，b**）。降部偏肛侧的部位表现相对轻微，可见好发于 Kerckring 皱襞的平板状息肉（类似于小肠处病变）（**c，d**）。
- 病理组织表现上，CCS 的息肉部分是以囊泡状腺管扩张为特征的错构瘤性息肉，同时伴有黏膜固有层显著水肿及炎症细胞浸润等炎症表现（**e，f**）。息肉间的黏膜也有轻度、类似的病理表现。
- 上述 CCS 的十二指肠病变的内镜所见及病理组织学所见与胃、大肠病变类似，但病变程度相对轻微。

（藏原 晃一）

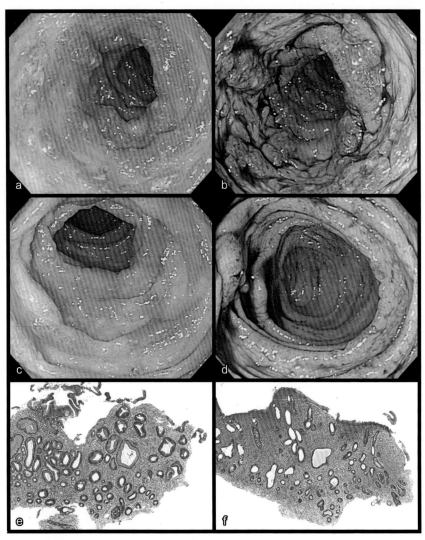

【 50 余岁男性。Cronkhite-Canada 综合征 】

a, b: 常规内镜所见。可见十二指肠球部到球后部多发的发红色调半球形小隆起。息肉间的黏膜也呈轻度发红、水肿，并有黏液附着。**b** 为同一部位的靛胭脂染色图像。

c, d: 常规内镜所见。十二指肠降部的 Kerckring 皱襞上可见多发平板状发红色调隆起。背景黏膜呈轻度发红、水肿样改变。**d** 为同一部位的靛胭脂染色图像。

e, f: 活检组织所见。可见间质水肿及慢性炎症细胞浸润，小凹上皮增生以及腺管的囊泡样扩张。**e** 为球部隆起的活检所见，**f** 为降部隆起的活检所见。

Authorized translation from the Japanese language edition, entitled
上部消化管内視鏡診断アトラス
ISBN: 978–4–260–04155–3
编集：長浜　隆司　竹内　学
Published by IGAKU-SHOIN LTD., TOKYO Copyright© 2020

©2022 辽宁科学技术出版社
著作权合同登记号：第06-2021-226号。

图书在版编目（CIP）数据

　　上消化道内镜诊断图谱/（日）长滨　隆司，（日）竹内　学编
著；谢威，祝建红主译，—沈阳：辽宁科学技术出版社，2022.4（2023.11 重印）
　　ISBN　978-7-5591-2355-8

　　Ⅰ．①上…　Ⅱ．①长…　②竹…　③谢…　④祝…　Ⅲ．①消
化系统疾病—内窥镜检—图谱　Ⅳ．①R570.4-64

中国版本图书馆CIP数据核字（2021）第255902号

出版发行：辽宁科学技术出版社
　　　　　（地址：沈阳市和平区十一纬路25号　邮编：110003）
印　刷　者：辽宁新华印务有限公司
经　销　者：各地新华书店
幅面尺寸：145 mm × 210 mm
印　　张：8
字　　数：200千字
出版时间：2022年4月第1版
印刷时间：2023年11月第2次印刷
责任编辑：郭敬斌
封面设计：图格设计
版式设计：袁　舒
责任校对：王春茹

书　　号：ISBN 978-7-5591-2355-8
定　　价：128.00元

编辑电话：024-23284363　13840404767
E-mail：guojingbin@126.com
邮购热线：024-23284502
http://www.lnkj.com.cn